痛みが消える 神バランス

TDE式身体バランス
調整師協会 協会長
柔道整復師

神原和成

現代書林

はじめに

私は広島県福山市で接骨院を開業していましたが、ある時、「ＴＤＥ」という不思議なエネルギーと出会いました。

私の妻が転んで肩が痛いと訴えてきたのですが、ごく軽い症状だったので「湿布を貼っとけば治るから」と言って、特に施術はしませんでした。湿布を貼ってからも妻の肩の痛みは数日続いていたようです。そんな時に、たまたま柔道整復師の先輩と家族一緒に食事をしたところ、その先輩は私の妻を見て肩の不調に気付き、たった2分間の施術で痛みを解消したのです。後から聞くと、ＴＤＥという気功のようなエネルギーを使った施術法だと教えてくれたのですが、そんなことがあるのかと最初は半信半疑でした。

しかし、私自身が股関節痛に悩まされるようになり、自分では治せなくて困っている時に、またしてもその先輩がＴＤＥでサッと痛みを解消してくれました。それまで半年間取れなかった痛みが、わずか1回の施術で劇的になくなったのです！

私は股関節の痛みがなくなったことがとても嬉しく、「私もＴＤＥで患者さんの痛みを取れるようになろう」と決心し、ＴＤＥの習得を目指しました。経験を重ねるうちに、柔道整復術にＴＤＥの施術をプラスすると、患者さんの治りが早くなるほか、さまざまな痛みを改善することができるようになったのです。

「ＴＤＥ式身体バランス調整法」とは、体のトラブルに対して、ＴＤＥによって全身にアプローチし、症状を改善しようとする施術法です。

２０１８年からはＴＤＥ式身体バランス調整師協会協会長として、柔道整復師や鍼灸師、理学療法士など医療関係者を含む一般の方向けに、セミナーでＴＤＥ式身体バランス調整法を教えています。

ＴＤＥに出会って約20年、ＴＤＥ式身体バランス調整法を私なりに突き詰めると、「全身のバランスが大事」だということにたどり着きました。

人間の体はつながっています。例えば、腰が歪むと、腰の上に乗っている背骨が曲がってしまいます。頭が前に出ると、背骨が丸まって腰が引け、膝が前に出てしまいます。体全体でバランスを保つようにしているのですが、不自然な姿勢なので負担がかかっている部分に痛みが生じます。

逆にいうと、全身のバランスを整えれば、体が自然な状態に戻り、痛みが解消されるのではないでしょうか。ＴＤＥ式身体バランス調整法は、「崩れてしまった全身のバランスを調整して元に戻す方法」といえます。

本書のタイトル『痛みが消える神バランス』は、ＴＤＥ式身体バランス調整法が背骨、骨盤、筋肉の正しいバランスを取り戻す技術だということ、人間の体の本来のバランスは神様が与えてくれた理想のバランスであることなどから名付けました。ちなみに、私の名前が神原で「神」が入っていることも、『痛みが消える神バランス』にした理由の一つです。

最近、全身のバランスを整える健康法が注目を集めています。筋膜リリースやゼロトレーニングなどの施術法が脚光を浴びているのです。私も治療家の一人として、どんな新しい療法なのだろうかと興味をもって情報を収集しました。

筋膜リリースは、筋膜のねじれやしこりを押し伸ばす施術法です。筋膜とは、筋肉や骨格など全身の組織を網の目のように包み込んでいる薄い膜。悪い姿勢などで筋膜にねじれやしこりができると、血流も滞りがちになり痛みが出ます。筋膜を正しい状態に戻すことで、血行も良くなり、痛みが改善されるという考え方です。筋膜は全身を覆っているので、例えば腰に痛みがあっても、背面全部を押し伸ばすことがポイントになります。痛みのある場所だけでなく、全身のバランスを重視しているのです。

ゼロトレーニングは、最近人気のダイエット法であり、不調を改善する健康法です。加齢や生活習慣で体が歪んでしまうと、関節や筋肉が固まって老化が進み、不調も出てきて、太ってしまいがちです。そこで、体を元（ゼロ）のポジションに戻すことで、不調を改善し、体重を減らし、スタイルを良くしようというもの。全身のバランスを取り戻すことで、美と健康が得られるという考え方です。アメリカでは、女優やモデル、アスリートなどに広く支持されているそうです。

いずれもＴＤＥ式身体バランス調整法と同じように、全身のバランスを整えることを基本にしていました。つまり、全身のバランスの重要性が、専門家にも一般の人たちにも理解されるようになってきたのでしょう。手前味噌になりますが、ＴＤＥを使った身体の調整技術は、20年以上前から全身のバランスを重視してきました。その意味で先駆的な療法といえるのではないでしょうか。

全身のバランスの重要性が注目される時代になり、ＴＤＥ式身体バランス調整法をもっと多くの人たちに知っていただきたいと思い、本書を執筆することにしました。

私が接骨院を開業していた時に、病院に行ってもなかなか痛みが取れない腰痛などの患者さんが大勢来院されていました。痛み止めを飲み、湿布を貼っても、再発してしまい、私に「何とかしてください」と訴えるのです。通常の施術でも良くなるのですが、ＴＤＥ式身体バランス調整法をプラスすると、痛みが早く解消できます。改善するのが難しかった症状も、ＴＤＥ式身体バランス調整法で軽減したというケースもたくさんあります。

病院に行っても治らず、いろいろな治療法を試みても症状が改善しない――。そんな悩みを持っている人たちに、ＴＤＥ式身体バランス調整法のことを知っていただきたいと思いました。

また、「今のやり方では、患者さんの痛みをあまり改善できない」「もっと治せる可能性を高めたいけれど、何か良い方法はないか」と思っている柔道整復師や鍼灸師、理学療法士など治療家の方々にも、本書をきっかけにＴＤＥ式身体バランス調整法に興味を持っていただければ幸いです。

２０１９年８月

ＴＤＥ式身体バランス調整師協会　協会長／柔道整復師　神原和成

痛みが消える神バランス【目次】

PART 1 私とTDEとの出会い

PART 2
痛み治療のポイントは全身のバランス

PART 3
不思議で楽しいTDEとは

PART 4
TDE式身体バランス調整法の神バランス

PART 5

TDE式身体バランス調整法に関するQ&A

PART 6

TDE式身体バランス調整法で症状が改善

PART 7

私たちもＴＤＥ式身体バランス調整法で患者さんのさまざまな症状を改善

PART 8 【特別対談】神バランスの神髄に迫る！

PART 1

私とTDEとの出会い

治療家人生は波乱のスタート

広島県福山市で生まれ育った私は、小学生の時から柔道を始め、大学生まで選手として大会に出場していました。試合や練習で脱臼などをすると接骨院にお世話になっていたので、私も治療家の道に進もうと決意し、大学卒業後に柔道整復師の資格が取れる専門学校に入りました。

学生時代に治療していただいていた福山市の接骨院の先生に、専門学校卒業後の進路を相談したところ、「まず、ここで勉強してこい」と広島市内の腕が良いことで有名な接骨院を紹介してくれたのです。広島市の接骨院に入ってアシスタントとして働き始めたのですが、私が勤めて3か月後に院長先生が心筋梗塞で急死されてしまいました。さて、どうしたものかと思ったのですが、広島市内で開業している兄弟子たちに「跡継ぎの息子さんが勉強を終えて戻って来るまで3年あるので、それまでおまえが頑張れ。俺たちが協力するから」と言われ、了承しました。

その接骨院は前院長の評判が高く、「あそこに行けば手術しないでも治る」という口コミで大勢の患者さんが来ていました。私はいきなり1日70人ほどの患者さんを一人で診なければいけないことになったのです。

柔道整復師の資格を取ってからは柔道大会に救護として参加していて、選手が脱臼した時などはその場で外れた関節や骨を元に戻さなければいけないので、実地に施術した経験が何度もあり、患者さんを前に動揺することはありませんでした。しかし、自分が診たことのない難しい症例の患者さんが来ると、トイレで教科書を読んで復習してから問診を始めるなど大変でした。どうにもならない場合は、市内の兄弟子に電話をかけてすぐ来てもらい、手伝っていただきました。

患者さんにはご迷惑をおかけしたと思いますが、私にとってはずいぶん勉強になりました。通常はアシスタントとして院長先生の施術法を見ながら学び、実際に患者さんを施術するまでに年月がかかりますが、私の場合はいきなり臨床経験を積むことになり、技術を早く身に付けられ、知識を増やすことができたのです。

無我夢中で広島市の接骨院で3年間経験を積んだ後、さらに福山市の接骨院の先生のもとで2年間働いて幅広く施術法を学び、1990年に実家の近くで開業しました。

TDEで妻の肩の痛みがわずか2分で消えた！

私が開業した当時は、接骨院の数も少なく、近隣の中学校の部活動などでケガをした生徒をはじめ、骨折や脱臼の患者さんたちが来て、順調にスタートを切りました。その後も口コミで患者さんが増え、忙しい日々を過ごしていました。

開業して7～8年たった頃、妻が転んで「肩が痛い。手が上がらない。首も痛い」と私に訴えてきました。

肩鎖関節脱臼《けんさかんせつだっきゅう》のごく軽微なもので、転ぶとよく出る症状の一つです。肩鎖関節というのは、鎖骨と肩甲骨の間の関節のことで、柔道やラグビーなどのコンタクトスポーツやバイク、自転車での転倒などにより、肩の外側に強い衝撃を受けることで、肩鎖関節を支える靭帯や筋肉が傷み、肩鎖関節がずれてしまいます。関節のずれの程度によって捻挫、亜脱臼、脱臼に分類されます。

治療法としては、基本的に三角巾で手を吊って固定し、患部の痛みと腫れがひいてから、肩関節の運動をするリハビリを行います。

図表① 肩鎖関節脱臼

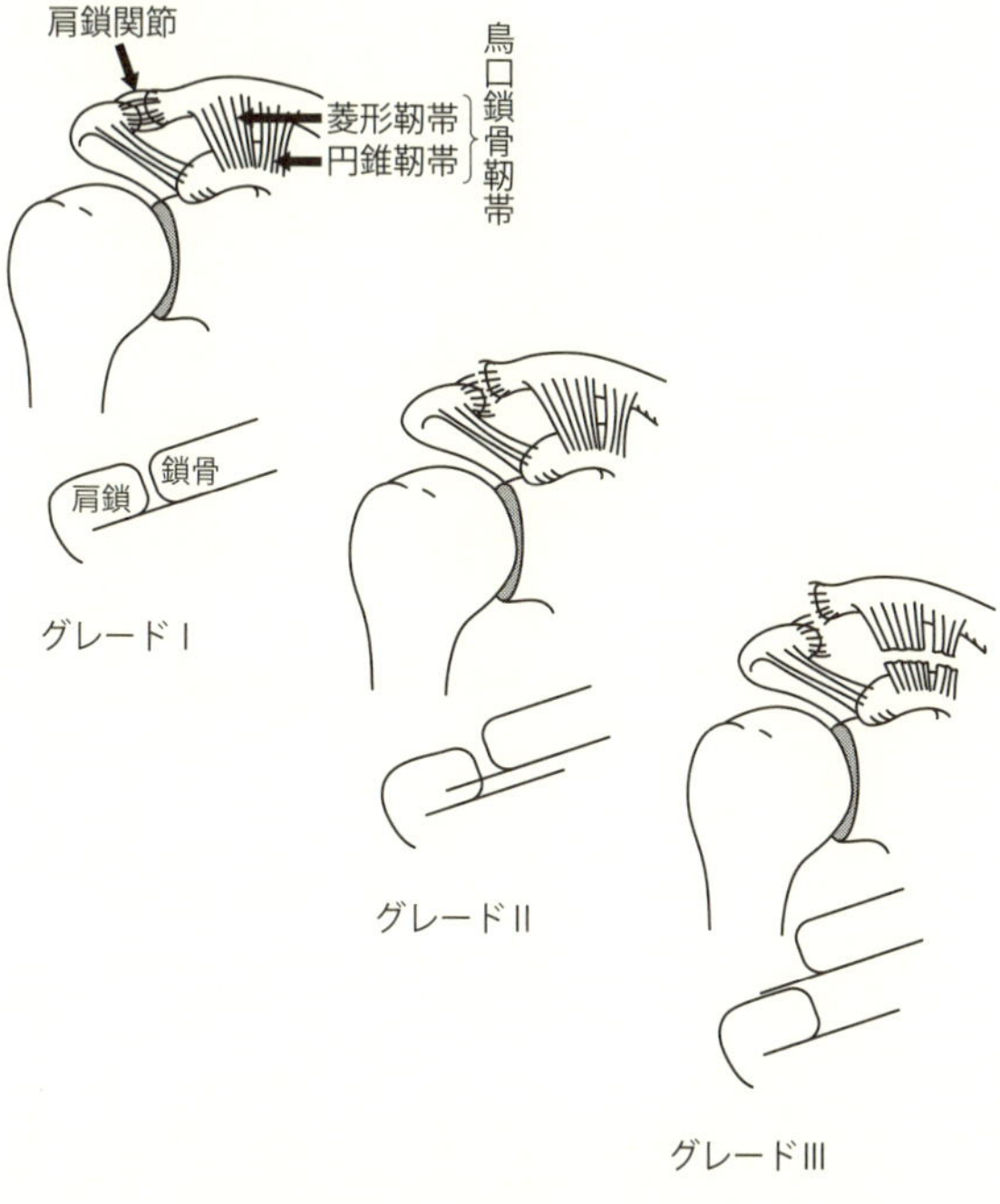

グレードⅠ：肩鎖靭帯および関節包の線維はわずかに断裂するが、関節の不安定性はない。

グレードⅡ：肩鎖靭帯と関節包が断裂し、肩鎖関節は亜脱臼する。烏口鎖骨靭帯の断裂はない。

グレードⅢ：肩鎖靭帯と烏口鎖骨靭帯が断裂して脱臼し、肩鎖関節面の接触はない。

しかし、妻の肩鎖関節の痛みは、三角巾で手を吊るほどのものではありませんでした。「肩に湿布を貼って温めて、安静にしていれば治るから」と言っておきました。

その数日後の休日に、広島市出身で私の柔道の先輩の前本さん一家と一緒に遊びに出かけました。前本さんは40年前からの知り合いで、柔道整復師の専門学校には一緒に通学していました。そんな関係だったので、お互いに結婚してからも家族ぐるみの付き合いが続いていたのです。外出先で夕食を食べている時に、前本さんが私の妻に「どうしたんや？　どっか痛いんか？」と聞きました。

「この間、転んで肩が痛くて、腕もあまり上がらないんです。うちの人に診てもらったら、肩鎖関節を痛めたのだから湿布を貼っとけって言われて、そうしているんですけど、まだ首も痛くて……」

「じゃあ、俺が診てやるよ」

すると、前本さんは何やら不思議な動作をしてから、マニピュレーション（手技療法）で首をアジャスト（矯正）してくれたのです。施術していただいた後、妻は手が上がるし、首も回りました。妻は「えー、治った！」とビックリしていました。

今でも妻は「前本さんはすごかったわ。あなたは湿布貼っとけば治ると言ったけれど全然治らなかったのに、前本さんは2分で治してくれた」と言っています。本当に、私は夫としての立場がなくなりました……。

私も見ていてスゴいなとは感じたのですが、首に対するマニピュレーションで新しい手技があるのかなと思っていました。それで、数日後に前本さんに聞いてみたところ、「実は……」とTDE式身体バランス調整法のことを教えてくれたのです（TDEについては、PART3を参照）。「不審に思われると困るのでマニピュレーションもしたけど、TDE式身体バランス調整法だけで痛みが改善するんだ」と言われました。これが、私とTDEとの出会いでした。

私もその時に初めて知ったのですが、前本さんは広島市で接骨院を開業している傍ら、TDEというエネルギーを使い、TDE式身体バランス調整法を研究していたのです。現在は（株）ティーディーアイの名誉会長になっています。

ＴＤＥの講習会に出てもポカンとするばかり……

前本さんからＴＤＥのことを聞き、「大阪でＴＤＥの講習会があるから」と誘っていただき、初めて参加してみました。

会場には70～80人が集まっていて、一般の人たちが多く、治療家も混じっているという感じでした。（株）ティーディーアイ設立者の山岸隆さんの著書を読んで、興味を持った人たちが集まっていたようです。

講習会が始まってＴＤＥの話をされても、私はよく理解できずポカンとしてしまいました。

講師に手を差し出されて「何か感じませんか？」と聞かれても、私には何も感じられません。受講者の中には「わかる！」と言う人もいて、私は唖然とするばかりです。「不思議なことが好きな、おかしな集団だな」「前本さんは変なものにはまりこんだのでは……」という思いが膨らむ一方でした。

目に見えず、今はまだ科学的に説明できないＴＤＥへの猜疑心は残っていましたが、妻の肩の痛みが消えたという事実を目の当たりにしていたので、何か参考になることがあるはずだという思いで、その後も大阪や東京で行われる一般向けの講習会に参加していました。そんな折に、前本さんから設立者の山岸さんに紹介され、ご挨拶をしました。物静かで温厚そうな人物でしたが、著書を読んでいましたので、こういう人がすごいエネルギーを持っているのかと不思議に思ったものです。

このように半信半疑ながらＴＤＥの勉強をしていたのですが、心から納得しているわけでもなかったので、その当時は自分の接骨院でＴＤＥを使うことはしませんでした。

半年間悩まされた私の股関節の痛みがＴＤＥで一気に解消！

ＴＤＥの講習会に参加している頃、私は股関節痛に悩まされていました。大腿骨の軟骨がすり減るなどの理由で起きる痛みです。正座はもちろん、あぐらもかけず、靴下をはいたり脱いだりするのも痛くて大変でした。足の指の爪を切ろうとすると、

「うっ、痛い」と言うほどだったのです。当然、柔道もできません。自分で治そうとしたのですが、一向に良くなりませんでした。

そんな時、たまたま前本さんの家にうかがうことがあり、私があぐらをかけないので足を斜めにしていたのを見て「どうしたんや」と聞かれました。

「半年前から股関節が痛くて困っているんです。柔道もできなくて……。自分で治療しても全然良くならないんですよ」

「じゃあ、俺が診てみようか」

「お願いします」

前本さんは私の後ろに回って体には触れずに何かをやって、その後、私を寝させて何かをやっていました。当時の私は、前本さんが何をしているのか、さっぱりわかりませんでした。今、振り返ると、ＴＤＥ式身体バランス調整法で背骨や骨盤など全身を整えていたのです。

「立って、足を動かしてみろ」と言われ、恐る恐る動かしてみると、ウソのように痛みがありません。前本さんは私の体には触れず、たった3分間で半年間悩まされた股関節痛を解消してしまったのです。

「本当に痛みが取れました。ありがとうございました」と前本さんにお礼を言いましたが、内心では「今はいいけど、家に帰ったら痛くなるのでは……。半年間続いたあの痛みが、そう簡単に取れるはずがない」とも思っていたのです。

ところが、一晩たっても痛みは再発しません。「これは、スゴイな」と本当に驚きました。「え～、こんなことがあるんだ」と、これほどビックリしたことはありませんでした。

私はそれまでも、患者さんに施術して痛みを軽減して喜んでもらうことにやり甲斐を感じていました。しかし、施術する側と痛みのある患者さん側とでは、改善したことに対する喜びがまったく違うことに気付きました。患者さんの気持ちを理解していたつもりでしたが、自分が痛みに苦しむ立場になってみて、その痛みがなくなることの素晴らしさを実感したのです。

痛くて、痛くて、ずっと我慢してきた股関節痛が、ＴＤＥの施術でスッと抜けるように瞬時になくなったのです。痛みが解消され、ラクになった嬉しさは一言では言い表せません。苦痛から解放され、痛みのない日々の暮らしが本当にありがたく思えました。

私は考えました。TDE式身体バランス調整法をしっかり勉強して、痛みに悩まされている患者さんに施術してあげたい、と……。それまでは、妻の肩の痛みがなくなったのを見ていたとはいえ、TDEに対して半信半疑でした。人間は勝手なもので、自分の痛みが改善されたとたん、私の心にTDEへの信頼が生まれたのです。絶対にTDE式身体バランス調整法を身に付けようと誓いました。ちなみに、私の股関節痛はあの時以来、一度も再発していません。

TDEの「おまじない」で治りが早くなった

TDE式身体バランス調整法で患者さんを施術すると決めてから、前本さんの接骨院に何度も見学に行き、自分の接骨院でやってみて、わからないことを聞きに行くということを繰り返しました。TDEへの猜疑心はなくなっていましたから、講習会に行っていた時よりも真剣に学びました。前本さんがイメージで骨盤を揺らしているのを目を凝らして眺め、マネをしてみることから始めたのです。

患者さんには従来通りの柔道整復の施術をした後に、TDE式身体バランス調整法を試みました。自分からＴＤＥが出ているという自覚はありませんでしたが、ＴＤＥ式身体バランス調整法を続けていくうちに、従来と比べて患者さんの治り方が早くなってきたのがわかり、「効いているな」という手応えを感じました。

患者さんからは「何しているの？」と聞かれることがありました。「おまじないですよ」と答えていたのですが、患者さんの中にはエネルギーに敏感な人もいます。「腸がぐるぐる動くような感じがする」「体全体がポカポカ温かくなってきた」と言う人が少なからずいました。ＴＤＥで仙骨を揺らした瞬間に「体が揺れているようだ」と教えてくれた人もいました。

当時の私は、感覚の鋭い人が感じた効果を教えてもらうことで、「できているんだ」と確認できました。「できている」と思うと面白くなって、ますます真剣にＴＤＥ式身体バランス調整法に取り組むようになったのです。

リラクゼーションではなく、痛みの改善をしたい

私はどんどんＴＤＥ式身体バランス調整法の習得にのめり込んでいきました。その

背景には、柔道整復師の世界における時代の変化があります。

柔道整復師は専門学校（3年以上）で勉強し、国家試験を受けて合格すると名乗ることができる国家資格です。柔道整復師が行うのは、骨折や脱臼、打撲、捻挫などの外傷に対し、整復（関節などを元の正しい位置に戻す）・固定し、自然治癒力を引き出すことです。こうした施術は昔から「骨接ぎ」「接骨」と呼ばれていて、柔道整復師は接骨院や整骨院などでケガをした患者さんに施術したり、スポーツ大会の救護スタッフとしてケガの処置をしたりしていました。

私は前述したように、自分も柔道でケガをして治していただいた経験があり、自分もケガをした人の役に立ちたいと柔道整復師を志したのですが、当時の柔道整復師はみな同じような思いでこの世界に入ったのです。

ところが、私が開業して10年たつ頃から、接骨院や整骨院にケガをした人ではなく、慢性の腰痛や肩こりを訴える人が来るようになってきました。慢性の腰痛や肩こりは、柔道整復術の対象ではありません。柔道整復術の知識や技術を基に、電気をかけたり、マッサージをしたり、ストレッチを行ったりして、痛みの改善を図ります。しかし、そのような方法では当座は痛みが軽減しても、すぐに再発してしまいます。患者さんの痛みを根本的に解消する方法はないのかと、いろいろな施術法を勉強してみましたが、これといったものはありませんでした。やはり、TDE式身体バランス調整法に優るものはないと確信するようになったのです。

そして、開業して20年たつ頃になると、ケガをした人は病院に運ばれるようになり、接骨院にはやって来なくなりました。反対に、「気持ち良くなりたい」とマッサージを求める人が多くなったのです。患者さんは、痛みの改善というよりリラクゼーションを求めているのです。こうしたニーズに対し、リラクゼーション・マッサージを提供する接骨院が増えました。

私と同世代の柔道整復師のほとんどは、患者さんを気持ち良くするためのリラクゼーション・マッサージに対して葛藤があると思います。ケガの治療や痛みの改善のために知識を深め、技術を磨いてきたのに……、という気持ちです。私は痛みを訴えず、「揉んでくれ」とだけ言う患者さんはお断りしていました。あくまでも治療家としてやっていきたいと思ったのです。

そのためにはTDE式身体バランス調整法が必要でした。TDEはリラクゼーションにも効果がありますが、柔道整復師としてはそちらで活用するのではなく、痛みの改善に使いたかったのです。

家族全員がＴＤＥ式身体バランス調整法で健康を維持している例も

私がＴＤＥ式身体バランス調整法を施術した患者さんの中には、エネルギーに敏感な人もいて、興味を持って質問されることもありました。

事故で高い場所から落ちて腰椎を圧迫骨折し、病院で治療を受けていた男性が私の接骨院に来ました。医師はレントゲンの映像で治ったという診断をしたそうですが、本人は痛みが残っていて仕事に復帰できないと訴えます。ＴＤＥ式身体バランス調整法で全身のバランスを整え、さらに骨折した場所の炎症を取り去るようにしたところ、痛みが解消されていきました。

患者さん本人がエネルギーに敏感で、施術中に「腰椎にエネルギーが流れているのを感じる」と言います。娘さんが付き添いで来た時には、帰宅してから娘さんが「神原先生の手からエネルギーが出ているのが見えた」と話したそうです。それから奥さんも腰痛など不調があると、私の接骨院に来るようになりました。

それから10年以上、私はかかりつけ医のような立場となり、家族の誰かに不調があるとTDE式身体バランス調整法を受けに来院されます。この家族はTDEに興味を持ち、広島市で行われる講習会にも参加されています。

TDEを家族の健康維持に活用していただいて、こんなに嬉しいことはありません。

「怪しい」と思われても、患者さんの痛みが取れればOK

先日、息子のお嫁さんが妊娠中で肩こりがひどくて辛いというので、TDE式身体バランス調整法を施したところ、翌日「お義父さん、おかげで昨晩よく眠れました」と感謝されたのですが、傍らの息子に「でもね、お義父さんったら、身振り手振りでこんなことするのよ。怪しいと思わない?」と言うのです。

ところが、数日後に「また、アレやってください」と来ました。妊娠中で体形も通常とは違うので、無理に動いたら痛くなってきたそうです。

「お義父さん、今度は効果が長く続くようにしてください」と言われ、内心「おまえ、怪しいと言っていたじゃないか」と苦笑しつつ、施術してあげました。

ＴＤＥ式身体バランス調整法が実績を挙げているとはいえ、世間に広く知られているわけではありません。ＴＤＥという目に見えないエネルギーを使って痛みを改善すると説明しても、初めて聞く人は息子のお嫁さんのように胡散臭く思うでしょう。

しかし、私はＴＤＥを怪しいと思われてもかまわないのです。接骨院に来る患者さん、特にＴＤＥ式身体バランス調整法を求めて来る患者さんは、病院に行っても治らず、さまざまな療法を試みても痛みが取れず、困り果ててワラをもつかむ思いで来る人がほとんどです。そんな患者さんの痛みが、たとえ1回で解消されなくても、だんだん痛みが少なくなり、最終的にゼロになれば目的を達したことになります。

患者さんがエネルギーを信じていなくても、感じ取れなくても、痛みがなくなってラクになることが大事なのではないでしょうか。治療家として、私はそう思います。

PART 2

痛み治療のポイントは全身のバランス

今、全身のバランスが注目されている！

「はじめに」で述べましたが、今、マスコミでゼロトレーニング、通称「ゼロトレ」が脚光を浴びています。アメリカ在住の日本人女性が考案したダイエット法ですが、体の本来あるべき位置＝ゼロポジションに戻すことで全身のバランスを整え、体重を減らし、不調も改善するという理論です。アメリカでは女優やモデル、アスリート、アナウンサーなどが実践して話題となり、２０１８年には日本で書籍化され、70万部を越えるベストセラーになっているそうです。

私も本を買って読みましたが、全身のバランスを重視する基本的考え方はＴＤＥ式身体バランス調整法と同じだと感じました。加齢と共に首や肩、腰などが正しい位置からずれていき、関節や筋肉が固まり、老化していくので、呼吸やストレッチなどのトレーニングで元の位置（ゼロ）に戻していくというものです。

治療家の世界でも全身の姿勢に注目する人たちがいます。スマホやパソコンを長時間見る生活が浸透し、首が前傾し、背骨が丸くなり、肩が内側に入り、骨盤が後傾している人が増えています。その結果、肩こりや腰痛、頭痛などを訴える人が多くなっているのです。マッサージをしても、その場しのぎにしかなりません。顎をひき、肩甲骨を寄せる形で肩を開き、骨盤を立てた正しい姿勢を取ることで、体の歪みを直し、痛みを改善しようとしているのです。

患者さんが正しい姿勢を取るために、治療家が注目するのは骨盤の仙骨です。背骨を支える土台となる骨であり、仙骨に刺激を与えて正しい位置に調整することで全身のバランスを整えます。この「仙骨調整」を看板に掲げる接骨院や整体院が、最近増えています。

実は、TDE式身体バランス調整法は20年以上前から全身のバランスを重視した施術を行っています。バランスを整える技術を形にしたのは、(株)ティーディーアイ名誉会長の前本さんです。PART4で詳しく説明しますが、前本さんは試行錯誤を繰り返し、全身のバランスを整える方法にたどり着いたのです。

ＴＤＥ式身体バランス調整法が神バランスを引き出す！

人間の体は、背骨という柱と骨盤という土台によって支えられています。

背骨は頸椎、胸椎、腰椎とＳ字状の緩やかなカーブを描いています。カーブという遊びがあるため、強い衝撃にも耐えられ、自由に上半身を動かすことができるのです。

しかし、スマホを見るためうつむき姿勢になったり、パソコンで仕事をして長時間前かがみになったりしていると、顎が前に出て頸椎がストレートネックになり（ＰＡＲＴ６　Ｐ１２０参照）、バランスを取ろうと胸椎は後ろ側に引っ張られて猫背になります。さらに背骨を乗せている骨盤も後傾し、腰椎を圧迫します。そして、骨盤が後傾することで、バランスを取るために膝が曲がっていきます。

反対に骨盤の中心部にある仙骨の位置がずれてくると、その上に積み上がっている腰椎、胸椎、頸椎が自然に歪んでしまいます。

このように体は連動しています。腰痛だからと腰の痛みを取る治療だけでは根本解決になりません。全身のバランスを整えることで腰痛を引き起こす原因となる体の歪

図表② S字カーブが乱れるとさまざまな痛みの原因に

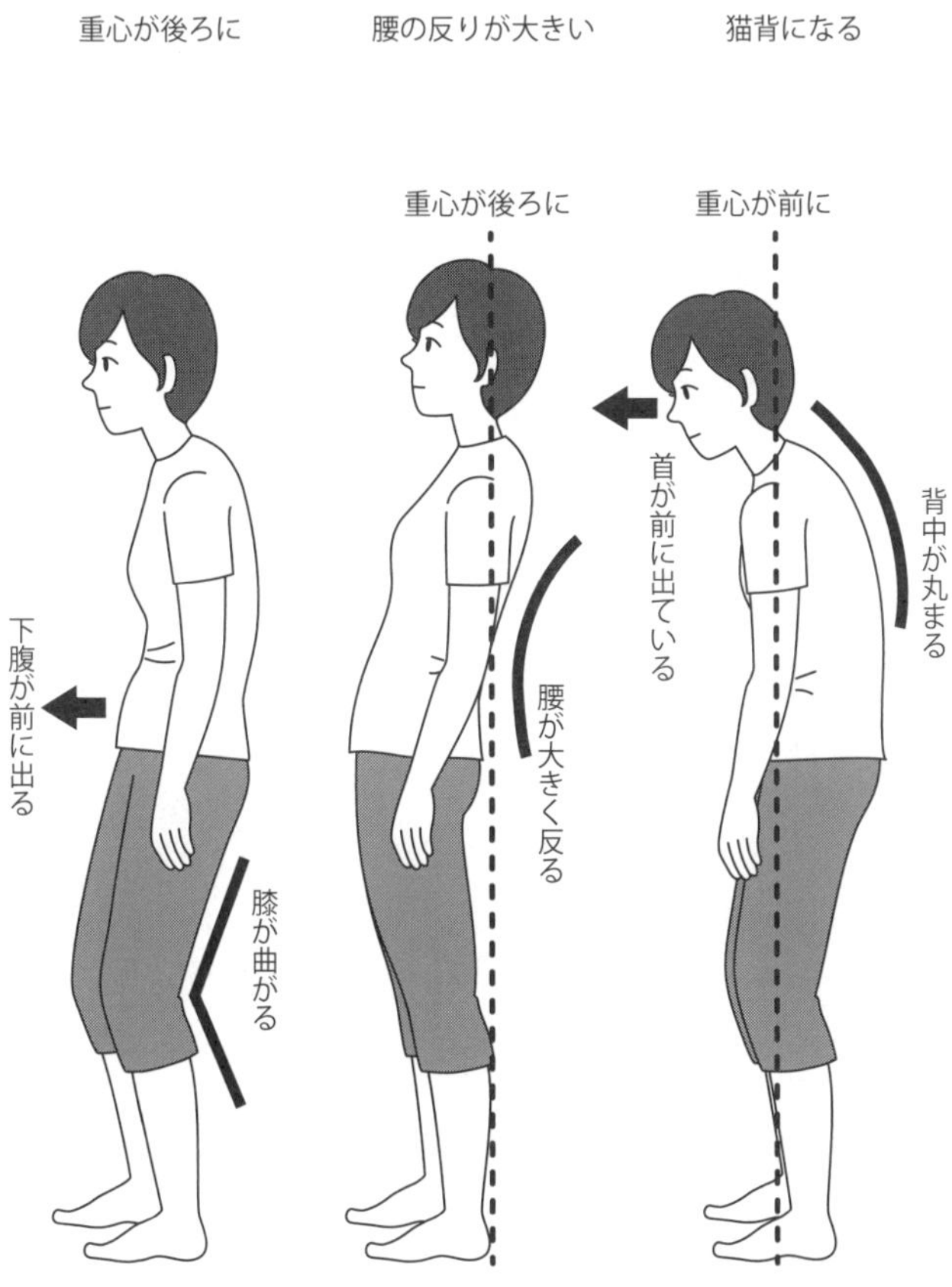

みを正せば、ほとんどの場合、痛みは解消していきます。併せて体の歪みを作る生活習慣を改めれば、再発を防げるでしょう。

このように、正しい体のバランスは、まさに「神バランス」といえます。この「神バランス」を引き出す方法がＴＤＥ式身体バランス調整法なのです。ＴＤＥ式身体バランス調整法の基本は、ＴＤＥを使って背骨と仙骨を揺らすことです。揺らすことで遊びができ、自然に背骨と骨盤が正しい位置に戻っていきます。

では、「仙骨調整」など他の全身のバランスを重視する施術とは、どこが違うのでしょうか。

ＴＤＥ式身体バランス調整法では、表面だけではなく深層部分の筋肉にまでアプローチできることが大きな違いです。手技やマッサージなどでは表面の筋肉しか緩めることができません。それでは、背骨や骨盤が正しい位置に戻るのはなかなか難しいのではないでしょうか。ＴＤＥはエネルギーなので体の深層部まで届き、深層の筋肉まで緩め、背骨や仙骨を揺らしますので、本来の正しいバランス＝神バランスに戻りやすいのです。

図表③　仙骨の左右の歪み

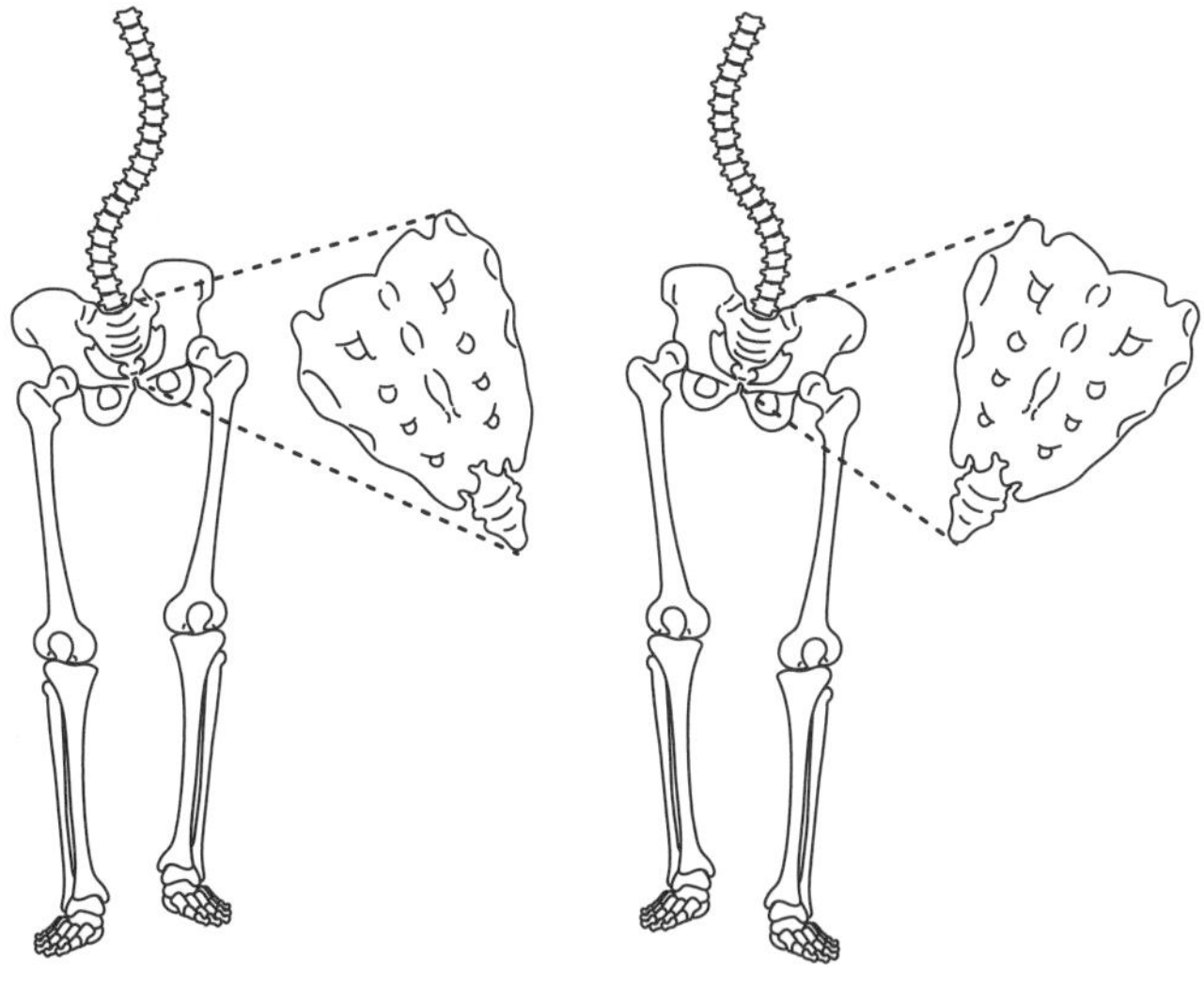

対症療法は「木を見て森を見ず」

腰痛などの痛みに対して、病院ではほとんどの場合、鎮痛剤を処方します。もちろん、痛みが取れなければ生活に支障が出ます。初期に痛みを抑えることは大事なことでしょう。しかし、当初の痛みを取るだけでは、根本原因が解消されていないので再発する可能性が高くなります。

対症療法は目の前の症状には有効ですが、根本解決にはなりにくいのです。時には悪循環をもたらすこともあります。

例えば、風邪で熱が出て解熱剤を服用すると、胃が荒れて胃薬も飲むというように、次々と何種類もの薬を服用することになってしまいます。

これは「木を見て森を見ず」ということになるのではないでしょうか。人間の体はつながっています。どこかのバランスが崩れると、それを支えようと別の場所に負担がかかってきます。負担がかかっている場所の痛みを取っても、最初のバランスの崩れた場所を元に戻さないと、再び負担がかかってきて痛みが生じるでしょう。

症状だけではなく、患者さんの体全体を見ることで痛みの根本原因を探らないと、痛みを改善することはできないのではないでしょうか。

私は、決して病院の診療の批判や否定をしているわけではありません。私が接骨院で診療していた時は、自分の手に負える症状と、手に負えない症状を明確に区別するよう心掛けていました。例えば、骨折にしても関節に近い場所ならば、柔道整復術で治すよりも、整形外科医に確実にビスを打ってもらった方が良いケースがあります。そんな時は「せっかく来たのに、病院に回された」と不服を言われたこともありますが、患者さんのためですから信頼できる病院を紹介していました。もちろん、少しでも重篤な病気の可能性のある場合や手術が必要になるかもしれない場合は、すぐに病院で診察を受けるように患者さんに指示します。医師にしか治療できない病気やケガは多いのです。

しかし、医学的に原因を特定できない腰痛（P46参照）などの場合、神バランスを引き出すTDE式身体バランス調整法は、根本解決になる可能性が高いと思います。

腰痛や肩こり、膝の痛みは国民病

腰痛や肩こり、膝の痛みなどは、神バランスが痛みを改善し、再発を防ぐ可能性が高い症状です。私は柔道整復師として接骨院で働いてきましたので、腰痛や肩こり、膝の痛みなどに悩む人がいかに多いか実感しています。この本を手に取って読んでいただいている読者の中にもいらっしゃるでしょう。ご自身がそうではなくても、友人やご家族の中に一人や二人はいるのではないでしょうか。

いかに腰痛や肩こり、膝の痛みに悩む人が多いのかは、データでも明らかになっています。厚生労働省が２０１６年に行った「国民生活基礎調査」で、自覚症状のある病気やケガを挙げてもらったところ、男性の1位が「腰痛」、2位が「肩こり」、5位が「手足の関節が痛む」で、女性は1位が「肩こり」、2位が「腰痛」、3位が「手足の関節が痛む」でした。

図表④　自覚症状にある病気やケガ

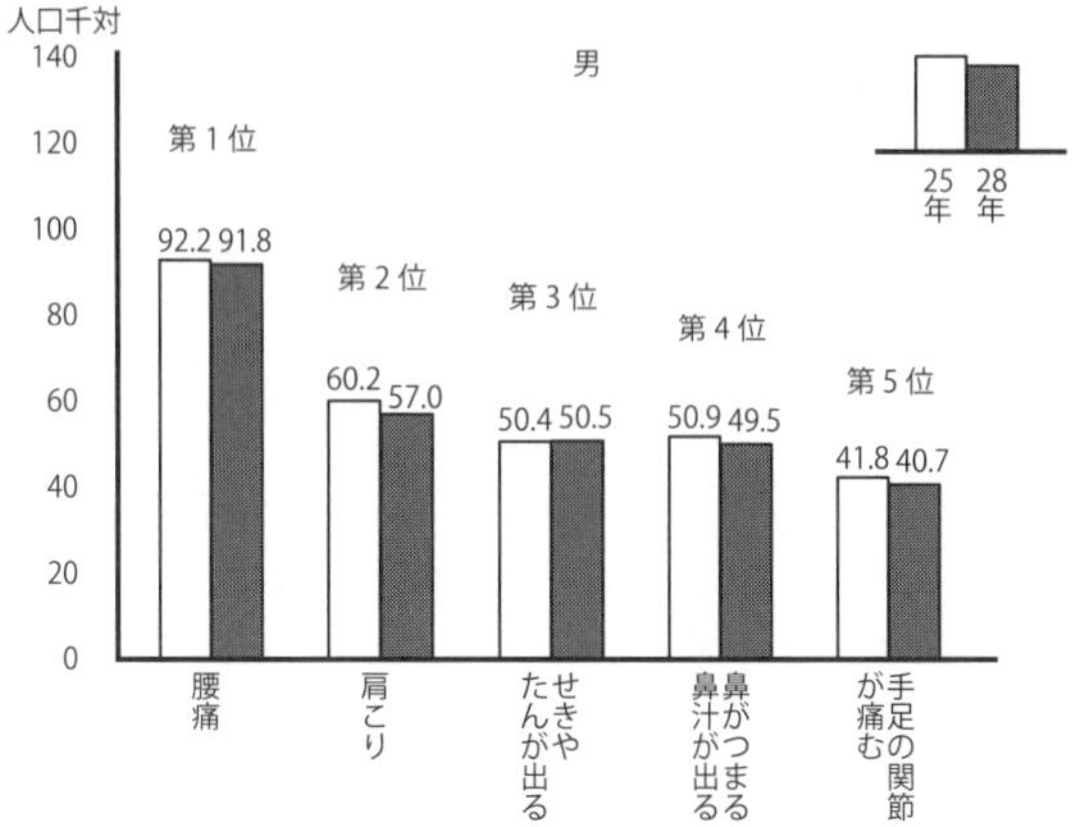

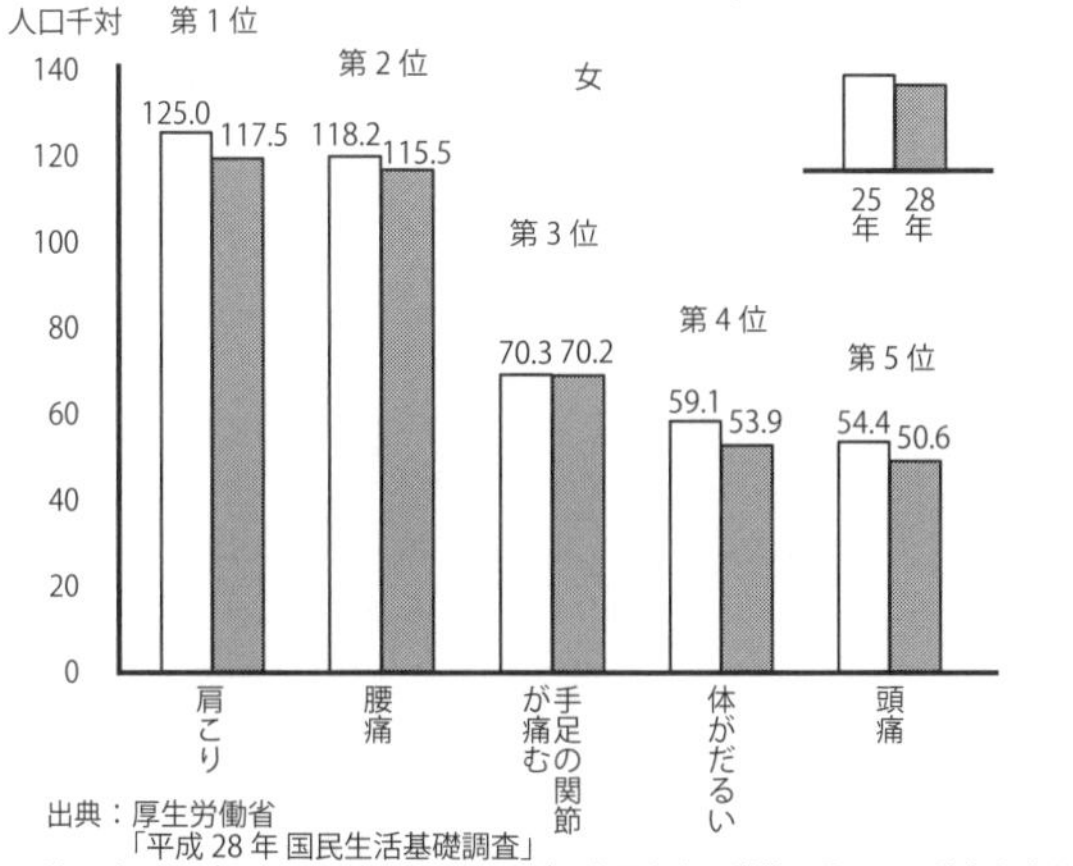

出典：厚生労働省
「平成28年国民生活基礎調査」
注：1）有訴者には入院者は含まないが、分母となる世帯人員には入院者を含む。
2）平成28年の数値は、熊本県を除いたものである。
3）複数回答

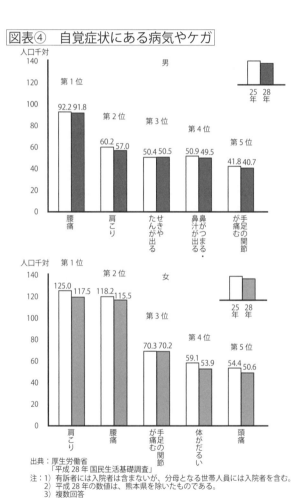

腰痛の85％は原因不明

なぜ、腰痛や肩こり、膝の痛みなどの改善に神バランスが有効なのか、まず腰痛を例にとって説明しましょう。

腰痛は原因を特定できる特異的腰痛と、原因が不明の非特異的腰痛に分けられます。特異的腰痛は、Ｘ線やＭＲＩなどの画像で原因を突き止められるもので、腰椎椎間板ヘルニアや脊柱管狭窄症、圧迫骨折などが挙げられます。

腰椎椎間板ヘルニアは、腰椎の骨と骨の間にある椎間板の内部の髄核が飛び出して神経を圧迫して痛みが生じます（ＰＡＲＴ６　Ｐ１１３参照）。

脊柱管狭窄症は、椎間板が膨らんだり変形したりして、脊髄の神経が通る脊柱管が狭くなり、神経が圧迫されて痛みやしびれが生じます。

骨粗鬆症の高齢者に多く見られるのが圧迫骨折です。尻餅をついたり、転んだりして、骨（椎体）がつぶれてしまいます（ＰＡＲＴ６　Ｐ１１７参照）。

一方で、痛みの原因が特定できない腰痛を総称して非特異的腰痛と呼びます。ＭＲ

図表⑤　腰痛の原因　※特定できない場合がほとんど

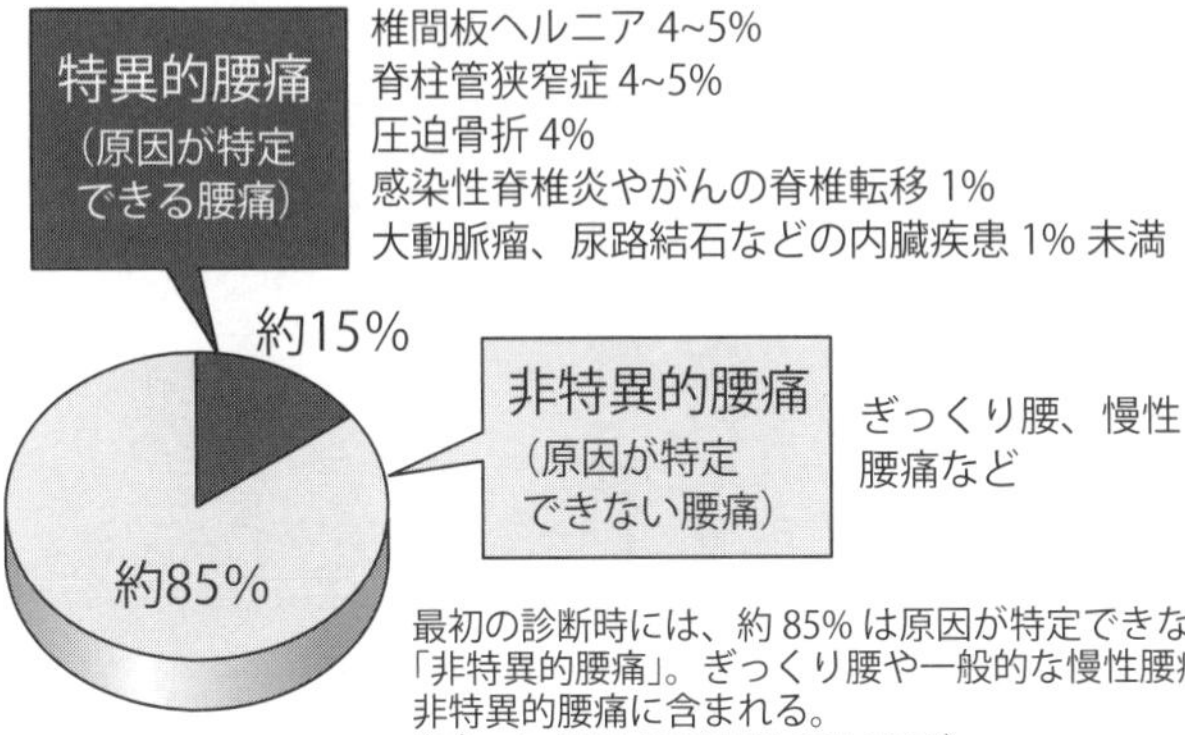

最初の診断時には、約 85% は原因が特定できない「非特異的腰痛」。ぎっくり腰や一般的な慢性腰痛も非特異的腰痛に含まれる。
（データ /JAMA268:760-765,1992）

図表⑥　脊柱管狭窄症

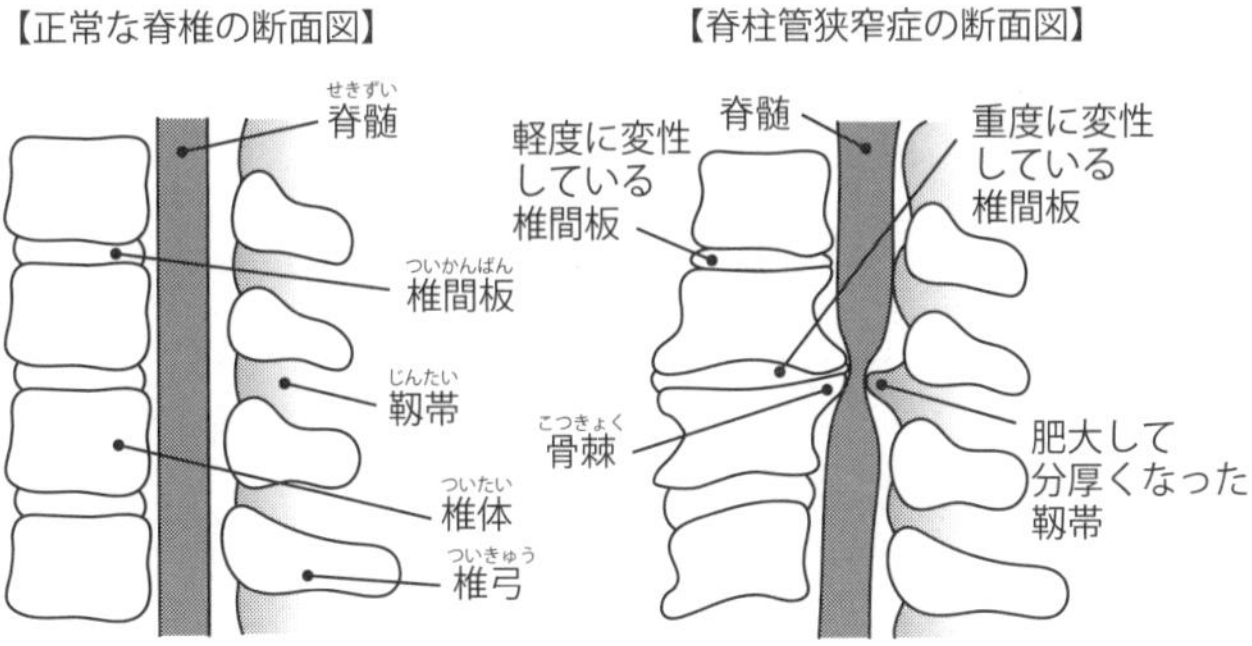

Iなどの画像では正常なのに痛みがあったり、反対に画像では骨がずれていたりヘルニアがあるのに痛みがなかったりすることも少なくなく、原因を特定することが難しいのです。ぎっくり腰や筋肉の酷使で生じる筋膜性腰痛、ストレスからくる心因性腰痛も、非特異的腰痛に含まれます。

そして、検査などで原因を特定できる特異的腰痛は全体の15％ほどで、残りの85％を原因がわからない非特異的腰痛が占めているのです。

非特異的腰痛に対して病院では痛み止めを処方するだけ……

病院では腰痛を訴える患者を診察する際に、問診やMRIなどの画像検査、そのほかの各種検査によって、特異的腰痛かどうかを診断します。

特異的腰痛の中でも比較的多い腰椎椎間板ヘルニアや脊柱管狭窄症の場合、原因を特定できたからといって、すぐに手術するわけではありません。まずは保存療法を行うのが基本です。

腰椎椎間板ヘルニアの場合、6か月以内に飛び出した髄核が椎間板の中に戻り、自然に治る例も少なくありません。ですので、痛みが強くても、まずは鎮痛剤で痛みを抑え、コルセットで腰部を安静に保つようにします。

6か月を過ぎても日常生活が困難なほどの痛みが続いていたり、失禁するなど重篤な症状が出ていたりする時に手術が検討されますが、手術に至る患者さんは1割以下と少ないようです。さらに、手術しても腰を酷使する職業に就いている場合など、椎間板を圧迫する原因が取り除かれないので、再発して再手術となるケースもあります。

脊柱管狭窄症の場合も保存療法が主流です。鎮痛剤で痛みを抑え、歩く時は脊柱管を圧迫しないよう杖をついたり、シルバーカーを押したりして、前かがみの姿勢を取るようにします。それでも日常生活に支障をきたすほどの強い痛みが続いている時に手術が検討されます。

つまり、原因が特定できる特異的腰痛でも、ほとんどの場合は鎮痛剤の処方がメインにならざるを得ません。ましてや原因を特定できない非特異的腰痛の場合、鎮痛剤や湿布を処方して様子を見るしかないのです。病院では対症療法しかできないというのが実情でしょう。

肩こりや膝の痛みについても、事情は似たようなものです。

肩こりの原因の一つは、パソコンやスマホなどを長時間操作して、前かがみの姿勢が続くことなどで、首や肩の筋肉が緊張することが挙げられます。人間の頭は体重の1割前後あり、5~7kgある頭部が前傾すれば、支える首や肩が疲れるのは当然です。肩こりが辛くなると、ほとんどの人はマッサージを受けて痛みを和らげます。しかし、マッサージも一時的な対症療法に過ぎません。

膝痛で病院を受診すると、レントゲン検査をして、骨の変形が認められると「変形性膝関節症」と診断されることが一般的です。湿布薬が処方されますが、痛みが強くなったり膝に水が溜まったりすると、鎮痛剤を注射したり水を抜いたりしますが、やはり対症療法で根本解決にはなりません。

そして、レントゲン検査で骨が変形しても痛みを感じていない症例も多く、反対に骨は変形していないのに強い痛みを訴える人も少なくありません。膝痛の原因が完全に解明されているわけではないことは、腰痛の場合と同じなのです。

TDE式身体バランス調整法が痛みの改善に有効な理由とは……

多くの日本人が悩まされている腰痛、肩こり、膝痛などに共通していることがあります。姿勢の悪さ、つまり全身のバランスが崩れていることが、痛みに影響している可能性が大きいことです。

繰り返しになりますが、体はつながっています。頭が前に出てくれば、背中が丸くなり、猫背になれば骨盤が後傾します。骨盤が後ろに傾けば、膝が前に出てきて、それぞれ首や肩、腰、膝などに負担がかかって痛みが生じるのです。それなのに、膝に痛みがあるからと湿布を貼っても痛みは改善しないですし、痛みは強くなっていく一方でしょう。全身のバランスを整えなければ再発を防げません。

TDE式身体バランス調整法は、全身のバランスを整えるのに適しています。TDEとは、目には見えない「気」のようなエネルギーです。TDE式身体バランス調整法では、施術者がこのエネルギーを使って、背骨や骨盤、筋肉などを調整して全身のバランスを整えます。エネルギーなので、患者さんの体に直接触れないでも体の深層部まで届き、1ミリ以下の調整が可能になり、神バランスを実現するのです。

「そんなバカな……」と思われるかもしれませんが、現実に痛みが改善された症例がたくさんあります。「気」についても、20～30年前には非科学的と思われていました。中医学では、気は「大は宇宙から、小は体の細胞の中にまで存在するエネルギー」だとしています。そして、体内を通る気が滞ることでさまざまな障害が出ると考えられ、鍼灸や指圧、気功などで気の流れを良くして症状の改善を図っています。その効果は世界中に知られるようになり、エネルギー医学、代替療法として認知されるようになってきたのです。

ＴＤＥも目には見えず、その存在を科学的に立証することはできませんが、症状が改善したという症例を積み重ねてきています。ＴＤＥ式身体バランス調整法で背骨や骨盤、筋肉など全身のバランスを整えることで、腰痛などの痛みを改善しているのです。次章からＴＤＥという不思議なエネルギーを使ったＴＤＥ式身体バランス調整法について、詳しく説明していきたいと思います。

PART 3

不思議で楽しいTDEとは

1980年代からの歴史があるTDE

今までTDEのことを気功のようなものと説明してきました。目には見えないエネルギーについて理解していただくのに、一番わかりやすいたとえかな、と思ったからです。しかし、目には見えないエネルギーで体の不調を改善させることが可能な点は同じでも、根本的にエネルギーの性質が違うと思います。PART3ではTDEという不思議なエネルギーについて、少し詳しく説明しようと思います。

TDEとは「Transcen Dental Energy（トランセンデンタルエネルギー）」の略称で、超越したエネルギーという意味です。名付けたのは（株）ティーディーアイの設立者、山岸隆さんです。山岸さんは薬剤師として医療素材を開発する仕事に従事していたのですが、1985年に自分の指先にしびれを感じ、紫色に変色しているのに気付き、ご自身のTDE能力を発見することになったのです。

知人から超能力かもしれないと言われた山岸さんは、理系の実験精神で周囲の人の肩こりを治したり、東京薬科大学の先輩が開業している鍼灸治療院の場を借りて、鍼灸治療では治らない患者さんにエネルギーを送って治したり、ということを繰り返して検証を試みたそうです。

その結果について著書で次のように述べられています。

「そんな体験を経るうちに、自分の超能力が持つ可能性の一端がわかりました。（中略）つまり、能力の使い方に慣れてくれば、幅も広がり、能力が向上する、つまり、常に変化をし続けるということに気がついたのです。

この段階になって、単に病気の人にエネルギー（「気」と考えても良いと思います）を送るだけではなくなっていました。一例を挙げれば、脊椎に大きな歪みのある方にエネルギーを出す時には、イメージで脊椎が伸びるようにすることによって、実際に脊椎の歪みがとれ、身長が1センチ伸び、さらには肩凝り、胃下垂などが治るなどという体験を積むこともできました」

以来、山岸さんはTDE能力の研究を続け、山岸さんが亡くなられた後も前本さんなど後継者が実績を積みながら進化を遂げてきたのです。

では、TDEの特徴について、具体的に説明していきましょう。

TDEの特徴1
「伝授」により修業なしでTDEが使える

TDE能力は「伝授」という形で人に伝えることができ、伝えられた人は誰でもTDEを使えるようになります。修業など必要ありません。誰でも簡単にできることが特徴です。

山岸さんの著書では、エネルギー伝授の発見について次のように描写されています。

「私が場所を借りていた鍼灸治療院に通ってきていた競輪選手の筋肉の痛みを取るためにエネルギーを送っていた時、ふと彼にもこの能力が使えたらと思ったのです。すると、理由はないのですが、多少伝わったような気がしたのです。終わってから、その競輪選手にエネルギーを出してもらったところ、彼からもエネルギーが出ているのを感じることができました」

現在、エネルギー伝授にはレベルが設けられています。

第1段階は、TDE能力獲得用に作成されたTDEが封入されたCDを聴くことです。CDを20分聴くだけでTDE能力が得られます。あっけないくらい簡単なことです。ただし、これはTDEを使うための初歩レベルです。

第2段階は「エルビードプライム伝授」、第3段階は「シングルスター伝授」となり、TDEの能力伝授を行う資格者から伝授を受けます。段階を上るごとにTDE能力が大きくなります。

TDEを使ってプロとして患者さんに施術する場合は、「シングルスター伝授」まで修了していなければいけません。私はエネルギー伝授を受けて、心に余裕ができ、自信が持てたように感じます。どんな症例でも慌てず、ひと呼吸おけるようになった気がします。

TDEの特徴2　イメージを使う

TDE能力はイメージすることで使うことができます。山岸さんは**「イメージで脊椎が伸びるようにすることによって、実際に脊椎の歪みがとれる」**と書かれています。頭の中でイメージすることで、TDE能力を使うことができるのです。

イメージですから、「特定の場所だけ」「ある場合だけ」というように、範囲や条件を設定することができます。

ただし、TDE能力を使い慣れていない場合や自然の摂理に反したこと、常軌を逸したことなどは、イメージしても実現はしません。

TDEの特徴3　TDEは使っても疲れない

中国の気功は、自分で体内の気の流れを良くして健康を維持する「内気功」と、気功師が他人に気を送って不調を治す「外気功」があります。

外気功をする気功師は、もともと才能があるうえ長年厳しい修業をして、さらに、毎日のように気が溢れるスポットで自分の体内に気を蓄えていると聞きます。それだけ、気を集めないと、効果が出ないということでしょう。そして、外気功を行った後は、グッタリと疲れるそうです。まさに気力を使い果たしてしまうのでしょう。

しかし、TDEは使っても、くたびれることはありません。私も自分の接骨院で通常の施術に「おまじない」としてTDE式身体バランス調整法を行っていましたが、そのためにクタクタになったことはないのです。自然に体内に流れ込んだエネルギーがTDEに変換されて手から流れ出ていくので、使う人が疲れることはありません。

TDEの特徴4　使えば使うほど能力が上がる

TDE能力は使えば使うほどレベルアップしていきます。私もそうでしたが、最初はまったくエネルギーを感じられなくても、使う経験を積み重ねることで、効果が実感できるようになり、技術も向上していきます。

これはスポーツの世界でも同じことでしょう。いくら水泳の泳法の講義を受けても、泳げるようにはなりません。実際に海やプールに入って練習することが必要です。泳いでいくうちに、正しいフォームが身に付き、早く泳げるようになります。

柔道でも、背負い投げや大外刈りなどの立ち技のやり方を教えてもらっても、自分で打ち込みや投げ込みと呼ばれる練習をして、力の入れ方、タイミングの取り方、姿勢の取り方などを体に覚えさせないと、できるようにはなりません。背負い投げができるようになれば、一本背負いもできるようになりたいと思い、練習して技の幅が広がっていくのです。TDEも使えば使うほど能力が向上します。やり続けていくうちに面白くなって、自然にレベルアップしていくでしょう。

特別な才能がなくても使えるTDE式身体バランス調整法

TDEにはさまざまな特徴がありますが、一つの大きな特徴として、CDを聞けば「誰でも使える」ということがあります。

TDE式身体バランス調整セミナーで前本さんが講師となり、参加者の中から不快な症状のある人を演壇に招き、TDE式身体バランス調整法を施術すると「ウソ!本当に痛みがなくなった」と症状が解消した人が驚き、喜びます。そんなシーンを見た参加者は、柔道整復師や鍼灸師のプロであっても、「前本さんは特別な才能があるから、できるんだ」と思いがちです。

しかし、それは事実とは異なります。私は40年前から前本さんを知っていますが、柔道をやり、接骨院の仕事が終わればタクシーで流川(注・広島市内の繁華街)に繰り出してお酒を飲むような普通の人なのです。

前本さんも山岸さんと出会い、毎日100人の患者さんを診る中でTDEを使う経験を積み重ねて、技術がレベルアップしていったのです。まさにTDEの特徴4の「使えば使うほど能力が上がる」を実践したことにほかなりません。重ねて強調しますが、TDE式身体バランス調整法は誰でも使えるようになるものです。

私自身は感じ取ることができなかったTDE

TDEの特徴をえらそうに説明しましたが、かくいう私自身は他人が出すTDEのエネルギーを感じることができません。PART1で最初に講習会に参加した時に、さっぱりわからずポカンとしてしまったと述べました。

私が最初に参加したのは、TDEの理解を深めるための一般向けの講習会でした。講習会場では、初めての人でもTDEが使えるように、会場内限定でTDEの設定がされています。そのため、「手のひらからTDEを出そう」または「手のひらからTDEが出ている」とイメージすることによって、TDEが出るとされています。

図表⑦　TDE を感じ取るための練習

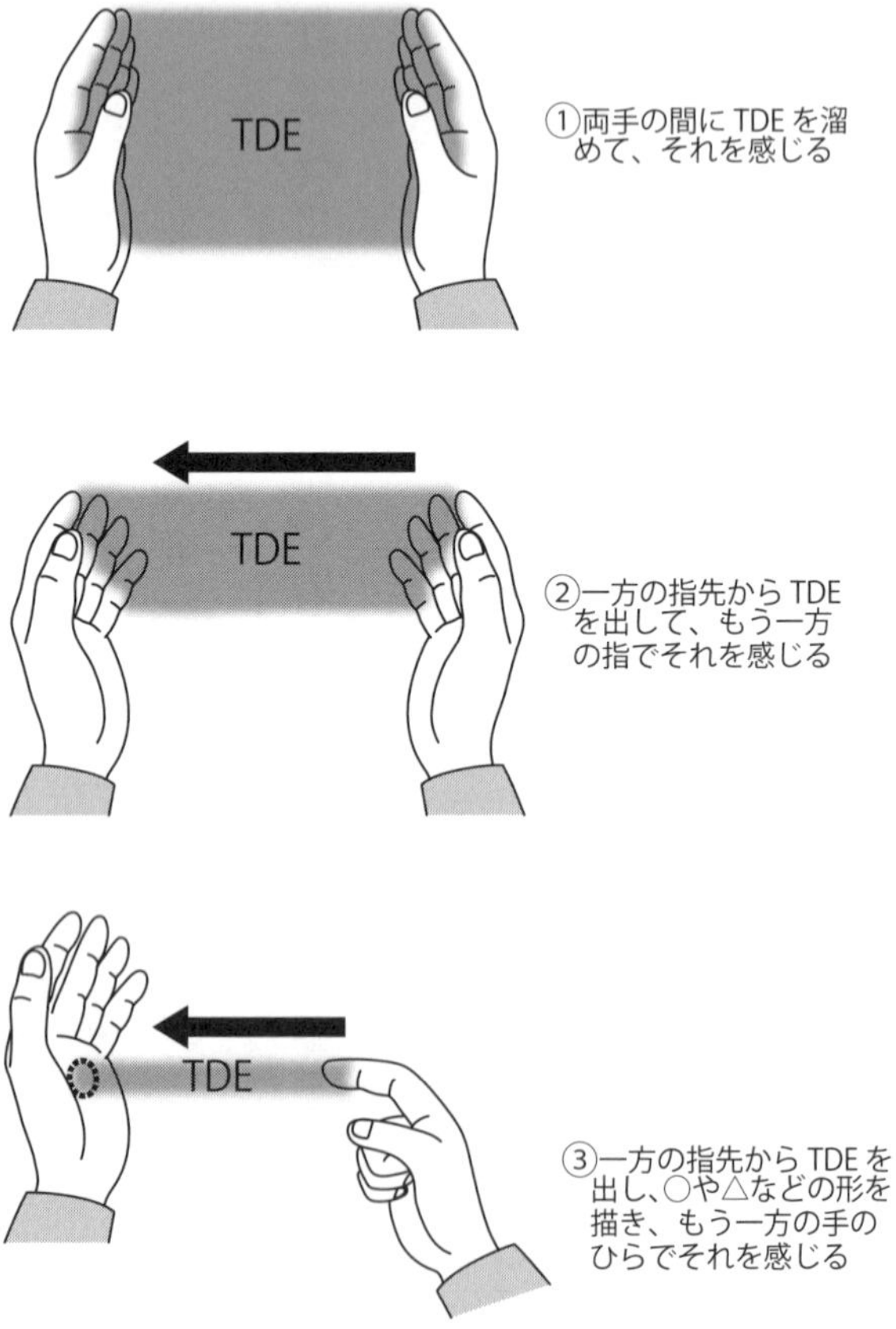

手のひらがジワーンとする、しびれる感覚がする、チリチリするなどと感じる人が多いそうですが、私にはそのような感覚はありませんでした。また、両手の間にTDEを溜めていくイメージをして、TDEを感じる練習をしましたが、それもダメでした。片方の指先からTDEを出して、もう一方の指に送って感じ取るという練習もお手上げです。

「俺には無理だ」と思ったことはPART1に書いた通りです。

TDE式身体バランス調整法を行うと、仙骨の動きなどを感じ取れる

TDE式身体バランス調整法を実際に行うようになっても、最初は効いているのか、効いていないのか、さっぱりわかりませんでした。「どうですか?」と患者さんに聞いて、感覚の鋭い人に「体が温かくなってきた」と教えてもらい、初めて「そうか、効いているんだ」と確認できるという感じだったのです。

このようにエネルギーを感じるセンサーが鈍い私ですが、それでも毎日患者さんに

ＴＤＥ式身体バランス調整法を繰り返し行っているうちに、「効いている」と感じることができるようになってきました。

例えば、イメージで仙骨を動かす時に「仙骨が硬くなっている」と感じ、揺らし続けていると、ある瞬間に柔らかく動かしやすくなります。ちょうどその瞬間に患者さんが「今、ラクになった」と言うのです。

また、自分が出すＴＤＥの感覚も、経験を積み重ねることで感じることができるようになってきました。ＴＤＥを出して、温かさや冷たさを感じる練習をしても、最初はさっぱりわかりませんでした。講習会で「あったかいね」と言う参加者がいると、「全然、温かくなんかない。この人はおかしいんじゃない」と思っていたのです。

今、振り返ると、私の中にポカポカした温かさ、氷のような冷たさという固定観念があり、そのイメージをいつまでも追い求めていたので、なかなか感覚がつかめなかったのだと思います。

そのことに気付いたのは、クーラーを切った時です。何だか手先に風がスーッと通る感じがしたので、クーラーのせいだと思ってスイッチを切ったのですが、スースーした感覚はそのままでした。「これが、ＴＤＥの冷たさの感覚なんだ」と納得しまし

図表⑧　TDEの冷たさを感じた瞬間

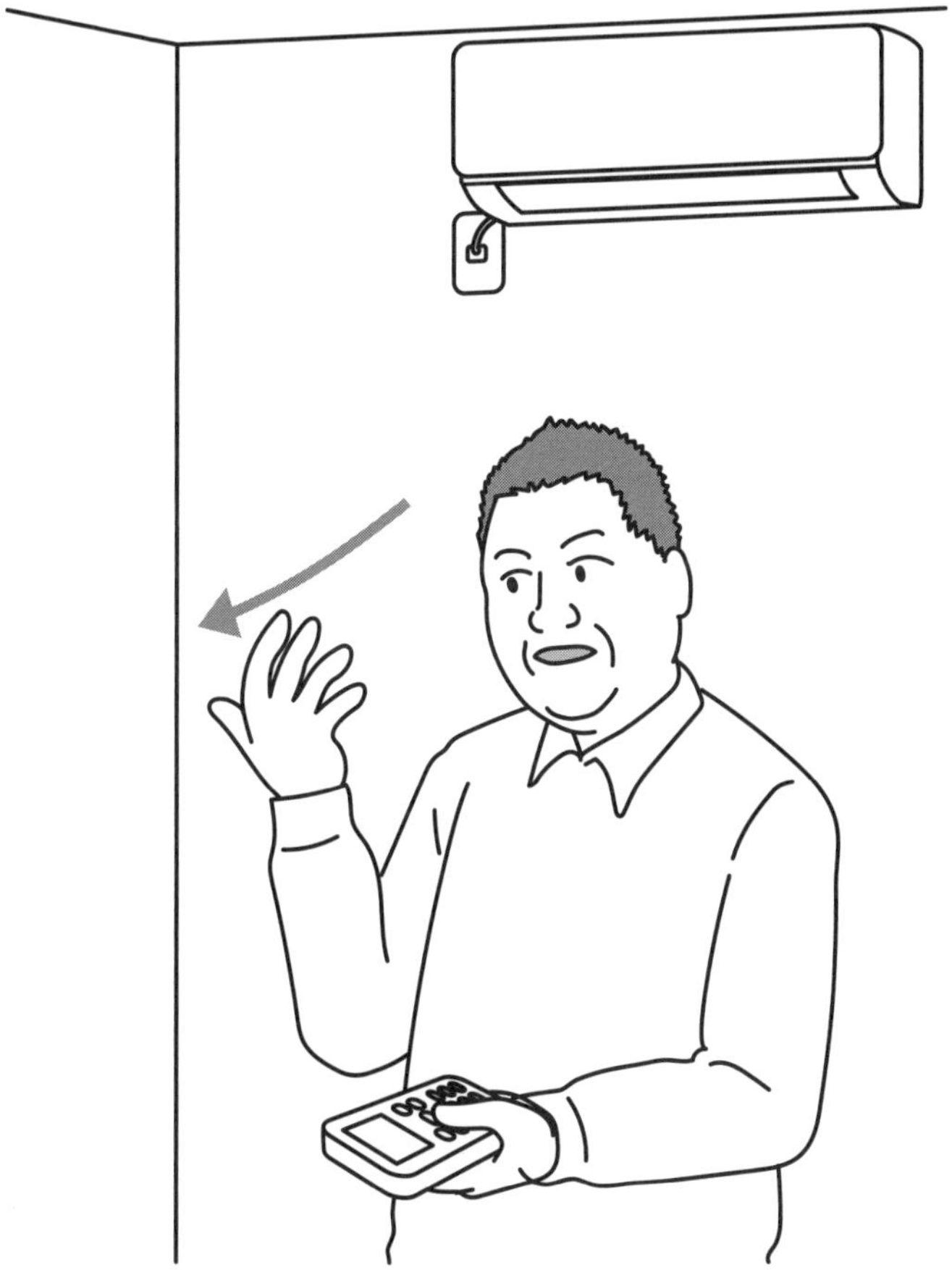

た。

温かさにしてもヒーターのようなポカポカした感じをイメージしていたので、いつまでも感覚がわからなかったのですが、ある時、TDEを流した場所とそうでない場所の違いに気付いたのです。ポカポカした温かい場所と冷たい場所という明らかな違いではなく、何か違うという微妙なものですが違いはわかりました。

使えば使うほど能力が上がるというのは、こういうことなのでしょう。「手先が温かくなる」と言葉で説明されても、イマイチわからないのですが、TDEを使う体験を繰り返すうちに「こういうことか」と理解できてくるのではないでしょうか。

ストレスを抜くこともできる

TDE式身体バランス調整法で全身のバランスを整えても、まだ痛みが残るケースもあります。さらに痛みに関連する場所にTDEを送ることで軽減されることが多いのですが、それでも改善されない時は、ストレスなど精神的な原因が考えられます。

柔道整復術やマッサージなどで対応していた時は、それ以上の施術はできず途方にくれていました。しかし、ＴＤＥ式身体バランス調整法を身に付けてからは、ストレスの影響による腰痛と考えられる場合など、ＴＤＥでストレスを抜くと改善されるのです。

また、交通事故に遭ってむち打ち症になった場合、事故に遭った時の恐怖感や被害者意識から、レントゲンを見ると治っているけれど、本人には痛みが残っていることがあります。保険会社では一定期間の治療を終えても痛みが残っている場合は、症状固定ということで処理しますが、本人にとっては痛みが続いているわけです。そんなケースでは、ＴＤＥでストレスを抜くと痛みが改善されます。交通事故の後遺症から解放されるのですから、本人の嬉しさは格別のようです。

このようにＴＤＥを使えるということは、治療家にとって施術法の引き出しが増えることになり、心に余裕が持てます。Ａというアプローチで改善されなければＢ、Ｂでも効果がなければＣというように、痛みの解消に向けてさまざまな方法を取れます。

さらに、治療家が心に余裕を持っていると、患者さんにも安心感が生まれるようです。私に「先生と話しているだけで、良くなっている気がします」と言う患者さんもいます。心に余裕があるので、患者さんの話をきちんと聞くことができ、それだけでも患者さんはストレスが軽減されるのだと思います。

TDEは不思議で楽しい世界

TDE式身体バランス調整法で大勢の患者さんの痛みを解消してきましたが、やり方の説明はできても、なぜ改善されるのか科学的根拠はわかりません。本当に「不思議」としか言いようがないのです。

しかし、不思議だなと思っていても、施術結果は出るので、TDEを使うことが楽しくて仕方ありません。どこに行っても、何をやっても解消しなかった患者さんの痛みが、TDEでスーッとなくなって、笑顔で帰っていかれます。

柔道整復術でも、外れてしまった骨を戻してあげて「痛かったのがウソのようにラクになりました」と感謝されると、大変嬉しくやり甲斐を感じます。TDE式身体バランス調整法も同じで、TDEという不思議なエネルギーを使って、痛くて困っている人を助けられるのは、私にとって嬉しくて楽しいことなのです。

PART 4

TDE式身体バランス調整法の神バランス

ＴＤＥ式身体バランス調整法は進化している

「ＴＤＥ式身体バランス調整法」とは、体の不調に対しＴＤＥによって全身のあらゆる部分にアプローチして、症状を改善しようとする施術法です。

イメージによって施術するＴＤＥ式身体バランス調整法の始まりは、ＰＡＲＴ３で述べたように30年ほど前に創設者の山岸さんが行ったＴＤＥ能力の検証作業でした。その後、柔道整復師など治療家が現場で研究を重ね、ＴＤＥ式身体バランス調整法としてやり方がまとめられていったのです。

治療家がＴＤＥ式身体バランス調整法を実践していく中で、新しい方法の発見や改善が行われ、ＴＤＥ式身体バランス調整法は進化していきました。現在のＴＤＥ式身体バランス調整法に貢献したのが、（株）ティーディーアイ名誉会長の前本さんです。

前本さんは日頃から「ＴＤＥが効いたり、効かなかったりではいけない」と口を酸っぱくして言っています。治療家は確実に効く技術をもたなければいけない、という信念があるのです。「効くかどうかわからないけど、信じろ」「効かないのは患者が信じていないからだ」では宗教になってしまう、というのが前本さんの考えです。

山岸さんから受け継いだTDE式身体バランス調整法を、より確実な技術にしていくために、前本さんは研究を重ねていきました。私は傍らでその様子を見ていましたので、前本さんの方法を誰よりも理解しているつもりです。

毎日100人の患者さんを診る現場で進化を遂げた

TDE式身体バランス調整法の最初の頃は、症状に対応して該当する場所を一か所ずつ施術していました。脊椎ならば、一つひとつの骨（椎体）を丹念に調整していたのです。また、痛みの原因となる場所の骨や関節を部分的にイメージし、アプローチしていました。この方法には2つのデメリットがありました。

一つは、一か所ずつ調整するので、時間がかかってしまうことです。前本さんの接骨院は来院患者数が多く、毎日100人を超えていました。土曜日や日曜日など、東京や大阪でTDEの講習会の講師を務めるので、土曜日は午前中半日で100人近くの患者さんを診なければいけません。効率的に施術して効果が上がる方法を考える必要に迫られていました。

もう一つは、部分的に一気に骨や関節にアプローチすることで、「瞑眩《めんげん》」という反応が起きることです。瞑眩とは、漢方や鍼の治療過程で一時的な不快症状が起きることを指します。例えば、慢性の腰痛や肩こりに対し、漢方や鍼灸などで治療することによって老廃物などが血液に流れることで、痛みなどが起きる反応と考えられています。

瞑眩が治まれば、施術前よりも症状が改善するので、副作用とは違います。自然治癒力や自己調整力が向上したため、老廃物などを早急に排出しようと反応したために起きるとされ、状態を良くするのに必要なので好転反応とも呼ばれます。しかし、患者さんが不快な症状で辛くなるのですから、瞑眩反応が出ないにこしたことはありません。

そうした中でたどり着いたのが、「最初に全身のバランスを整える」という方法でした。全身のバランスを整え、それでも症状が残っているところを部分的に調整していくというやり方です。全身のバランスを整えることで、症状が解消されるケースが多いので、効率的で時間もかかりません。全身のバランスが良くなると、骨や関節が自然に元に戻るので、瞑眩反応も出ません。まさに神バランスです。全身のバランスを重視するのは、現在のTDE式身体バランス調整法の基本となっています。

全身のバランス調整こそ、TDE式身体バランス調整法の神髄

痛みなど不快な症状が出ている部分だけを見て、そこだけを調整したとしても、不快な症状の根本原因を治さない限り再発してしまうでしょう。

姿勢の悪さや労働環境、生活習慣、自分のクセなど、何らかの原因によって全身のバランスが崩れると、さまざまな場所に歪みが生じて、痛みなどの症状が出てきます。したがって、全身のバランスを整えて、正しい状態に戻すことで自然治癒力を高めれば、痛みなど不快な症状を解消させることができます。

全身のバランス調整の威力はすごいです。前本さんの接骨院に見学に行った時のことです。初診の患者さんに問診をしますが、中には話が異常に長くなる人がいます。10年前に交通事故に遭った時からのことを、延々と話し始めたのです。話し終えるの

を待っていたら30分も1時間もかかりそうでした。

すると、前本さんは話の途中で「後ろを向いて」と切り出し、パッパと後ろ姿をチェックして、骨盤や背骨などを調整しました。「首を動かしてみて」と言うと、患者さんは「まだ、首が痛いと言っていないのに、どうしてわかるんですか」と不思議そうでしたが、首を回すと痛みがなくなっているので二度ビックリです。こんな話をしても、見ていない人は信じません。でも、本当のことなのです。

前本さんは患者さんの話ではなく、患者さんの体に聞いて、骨盤の歪みから首に症状が出ていることがわかり、骨盤をはじめ全身のバランスを整える調整をしたのです。TDE式身体バランス調整法による神バランスの素晴らしさが、よくわかるエピソードではないでしょうか。

では、次に全身のバランス調整について、具体的な説明に入ろうと思います。

骨盤と脊椎を揺らす全身のバランス調整法

TDE式身体バランス調整法で行う全身のバランス調整は、体には触れずにイメー

図表⑨　骨盤の解剖学図

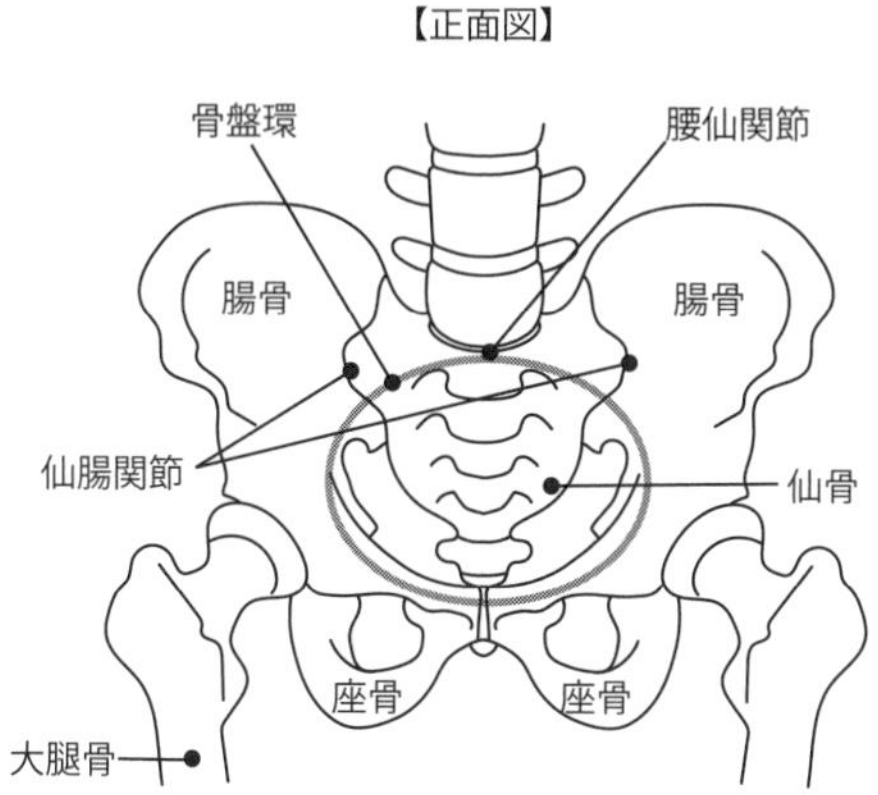

ジで骨盤と脊椎を揺らして調整します。

まず、骨盤と脊椎についての説明から始めましょう。

骨盤は全身を支える土台

骨盤は体の中心にあり、脊椎（背骨）を支え、股関節ともつながっていて、全身を支える土台の役割を果たしています。また、内臓を支えるという重要な機能もあります。

骨盤の中でも重要なのが仙骨と仙腸関節です。

仙骨は脊椎の下に位置する三角形の骨です。頸椎や腰椎と同じように、仙骨からも神経が出ているので、仙骨が固まっ

図表⑩　前面から見た仙骨

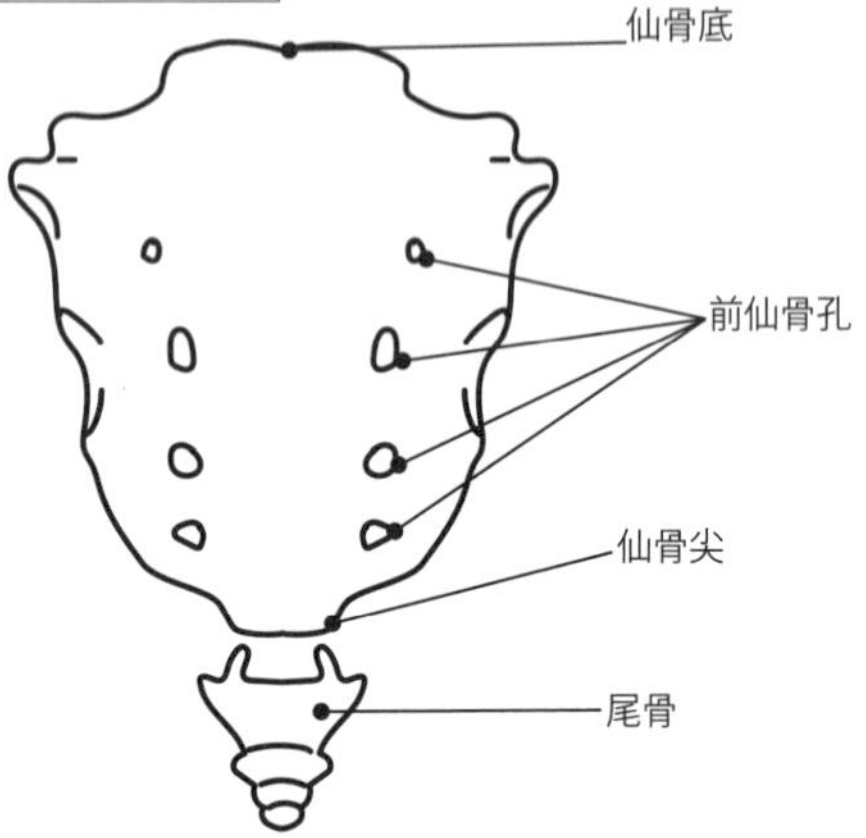

ていると神経の伝達が悪くなり、その神経が支配している領域に不快な症状が出やすくなります。仙骨がしなやかな状態であれば、神経の伝達がうまくいき、良好な状態を保てるでしょう。

また、仙骨の位置がズレてくると、その上に乗っている腰椎、胸椎、頸椎などが歪んで、さまざまな痛みを引き起こす原因になってしまいます。

仙腸関節は、仙骨と腸骨の間にある関節です。周囲にある靭帯によって強固に連結されて、数ミリ程度の動きしかなく、長い間、仙腸関節は動かないと考えられていました。

数ミリの動きなのでMRIなどの画像

図表⑪　仙骨の歪み

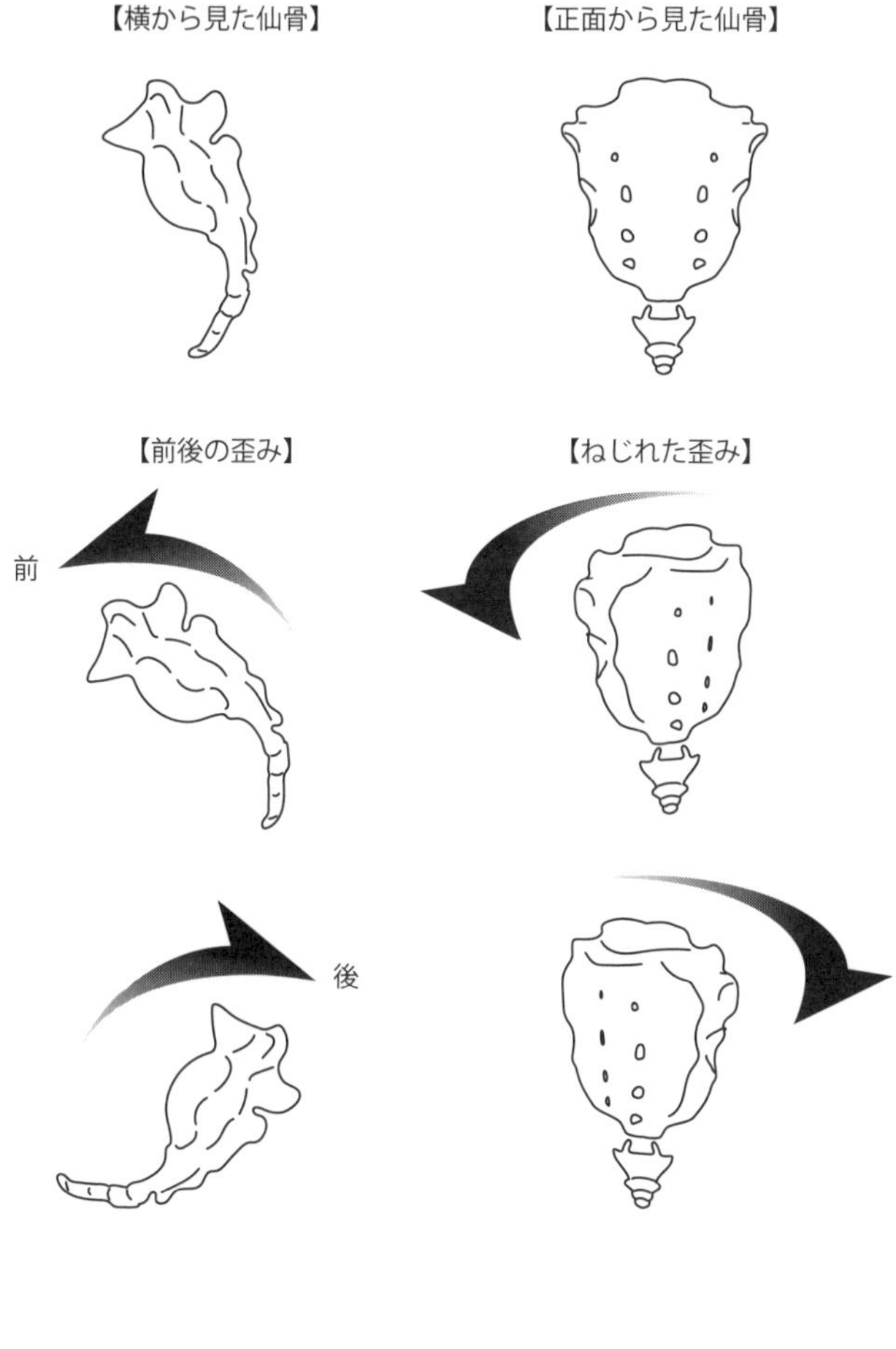

図表⑫　仙腸関節

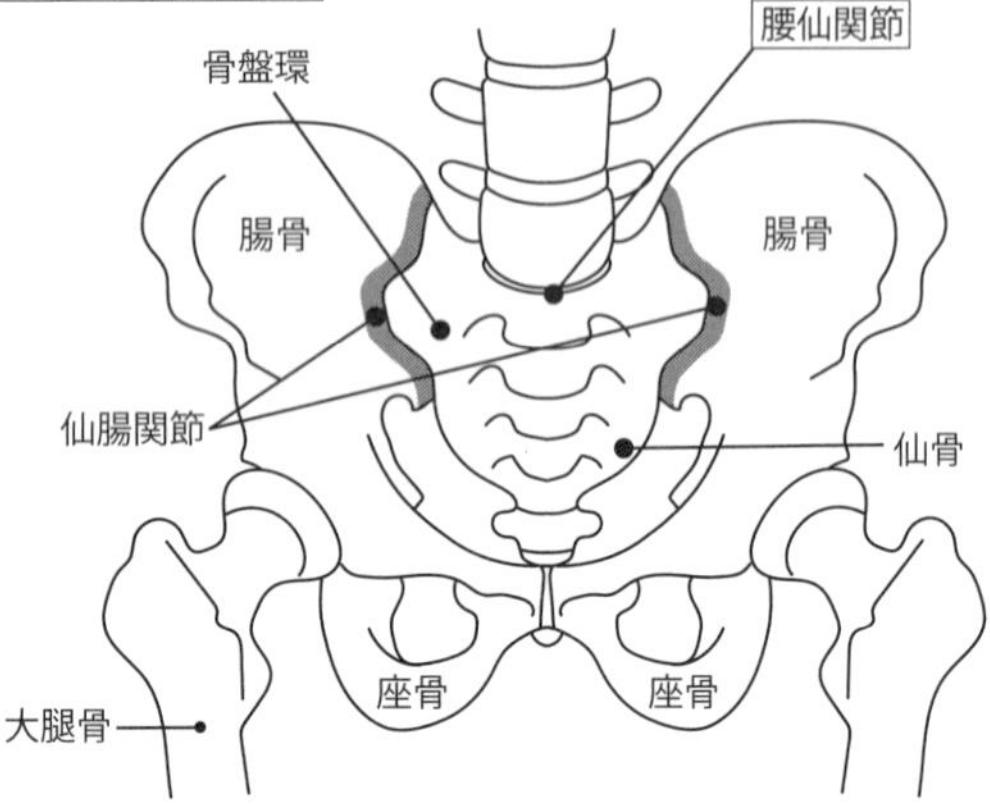

でもわかりません。しかし、数ミリの動き＝遊びがあるため、仙骨の上にある脊椎の動きを受け止めることができるのです。衝撃や荷重負担を逃し、ショックアブソーバー（振動を減衰する装置）のような役割を果たしているといえます。

仙腸関節は緩み過ぎても、締り過ぎても、さまざまな不調を引き起こすようです。適正な遊びが重要になってきます。

脊椎は全身を支える柱

体の中心には頭蓋骨から骨盤まで、脊椎が通っています。骨盤が全身を支える土台とすると、脊椎は柱といえるでしょう。脊椎は脊柱とも称します。

脊椎は7個の頸椎、12個の胸椎、5個の腰椎からなり、体のバランスを取っています。頸椎が前弯、胸椎が後弯、腰椎が前弯しているS字カーブの「生理的弯曲」があるため、脊椎にかかる衝撃や荷重負担を分散させてくれるのです。

この絶妙なバランスがあるからこそ、体重の1割といわれる5~7kgもある頭を支えながら、体を動かすことができます。バランスが崩れ、S字カーブに歪みが生じてしまうと、さまざまな痛みを引き起こす原因となってしまうでしょう。

また、脊椎にある脊柱管の中には脊髄神経が走っていて、末梢神経へとつながっています。脊椎の歪みは脊髄神経が支配する筋肉や内臓の働きにも悪影響を及ぼします。

図表⑬　脊椎の解剖学図

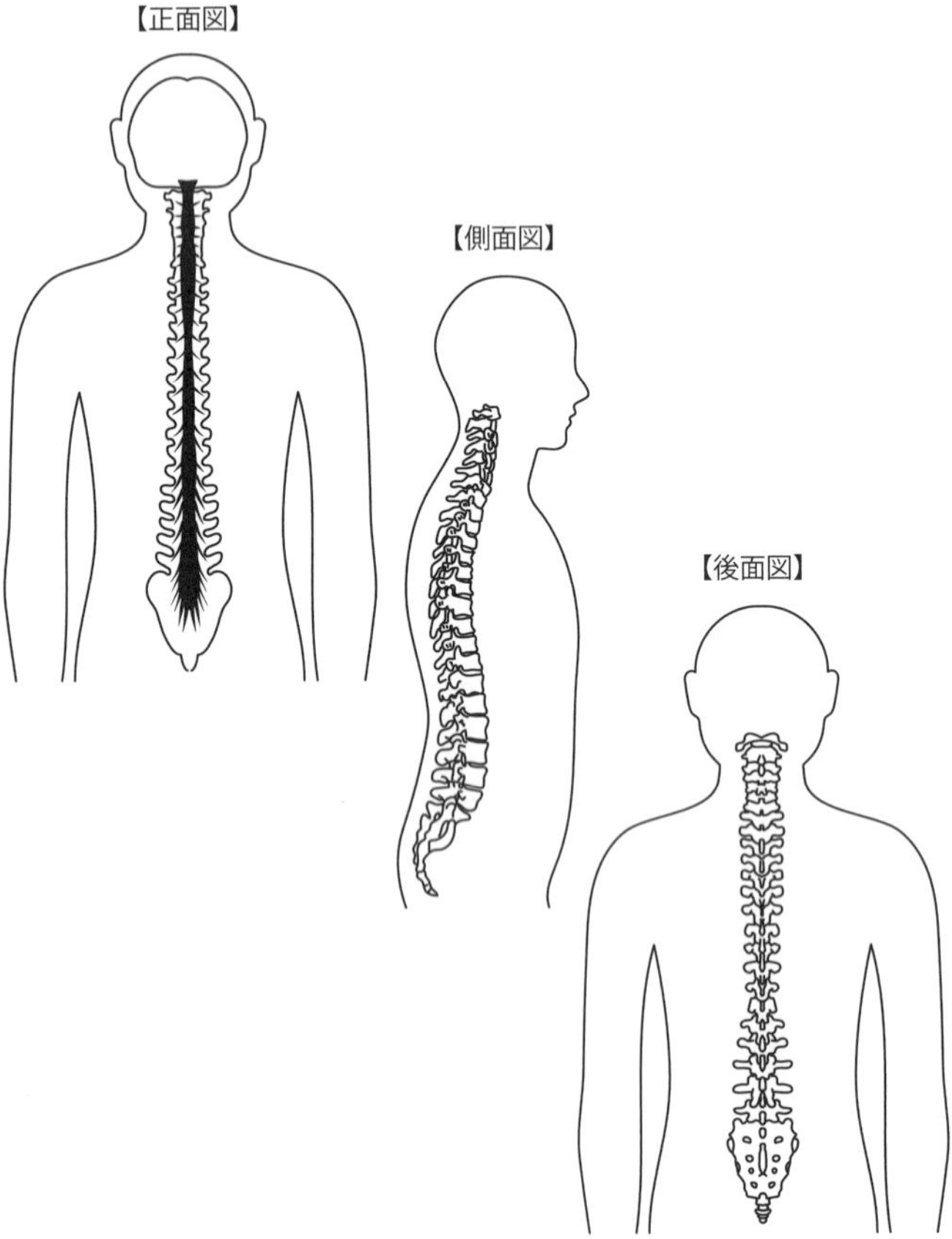

エネルギー体を取り出す「ぬきたま」

具体的な全身のバランス調整法の説明の前に、「ぬきたま」という技術について紹介しておきます。

私たちTDEを研究する者は、エネルギー体という概念を想定しており、心身のすべての情報を含んだ塊のようなものと考えています。「肉体だけ」「心だけ」と限定して取り出すこともでき、「骨盤のエネルギー体」「脊椎のエネルギー体」と個別に取り出すことが可能です。エネルギー体を取り出すことを「ぬきたま」といいます。

全身の調整法などで「〇〇をイメージして取り出す」と説明しているのは「ぬきたま」のことです。

神バランス調整法1　背中側の筋肉を緩める

では、全身のバランス調整の方法について具体的に説明していきます。

まず、背中側の上半身右側の筋肉に、ＴＤＥを流して緩めていきます。

次に左側の腰から足にかけての筋肉をほぐします。

そして、上半身の左側、右側の腰から足にかけての筋肉という順番に緩めていきます。対角線上に、たすき掛けのように筋肉を緩めることで、筋肉のバランスが取れていきます。

図表⑭　TDEのたすき掛けの実技

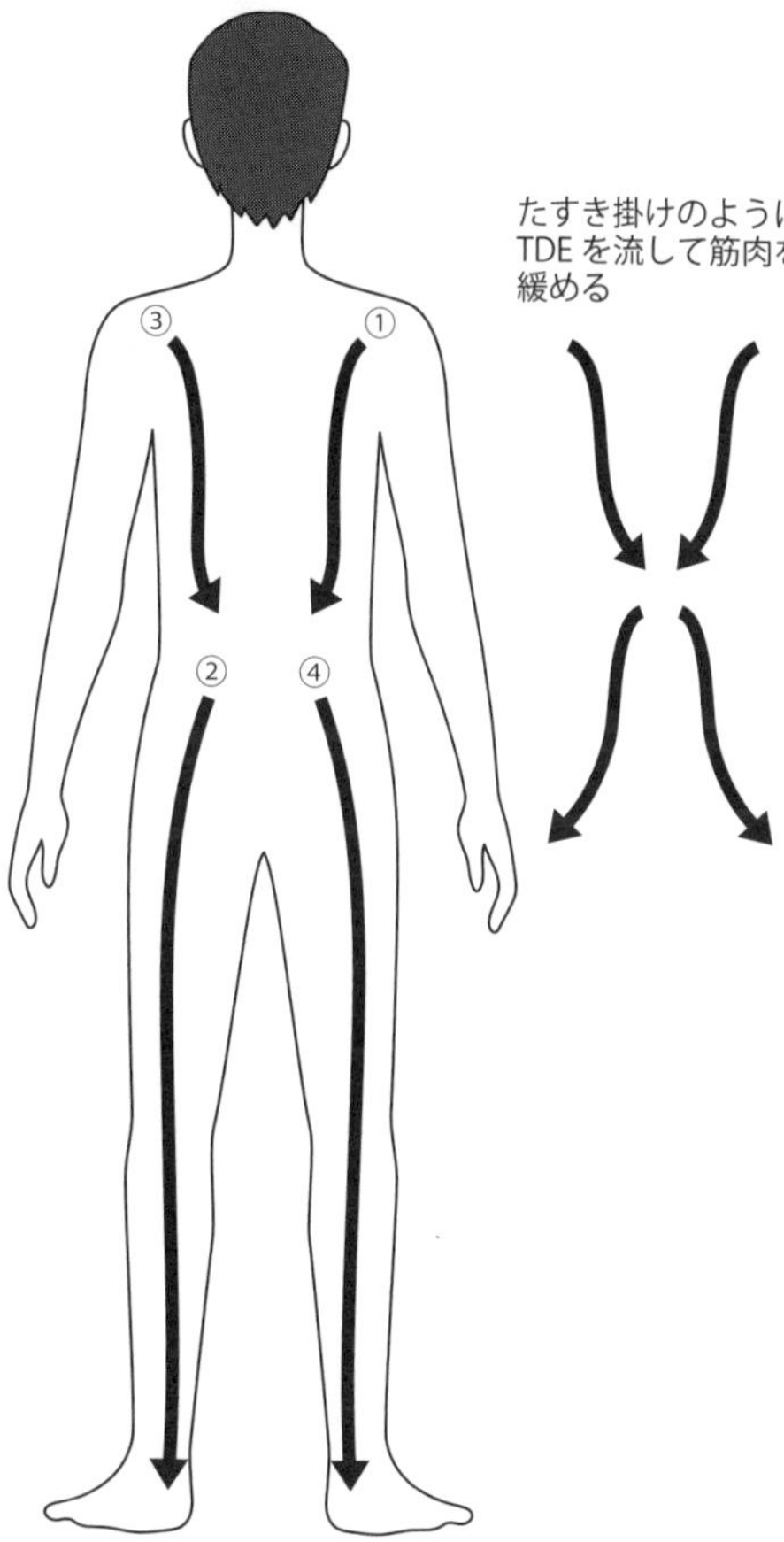

神バランス調整法２　骨盤の調整　①仙骨を揺らす

骨盤全体をイメージして取り出し、仙骨を片手で持ち、左右にゆっくり揺らします。動かすのではなく、揺らして遊びをつけるイメージです。

同様に、前後に揺らし、８の字を描くように立体的に動かします。

仙骨を揺らすことで仙腸関節を調整しています。

図表⑮　仙骨を揺らす実技

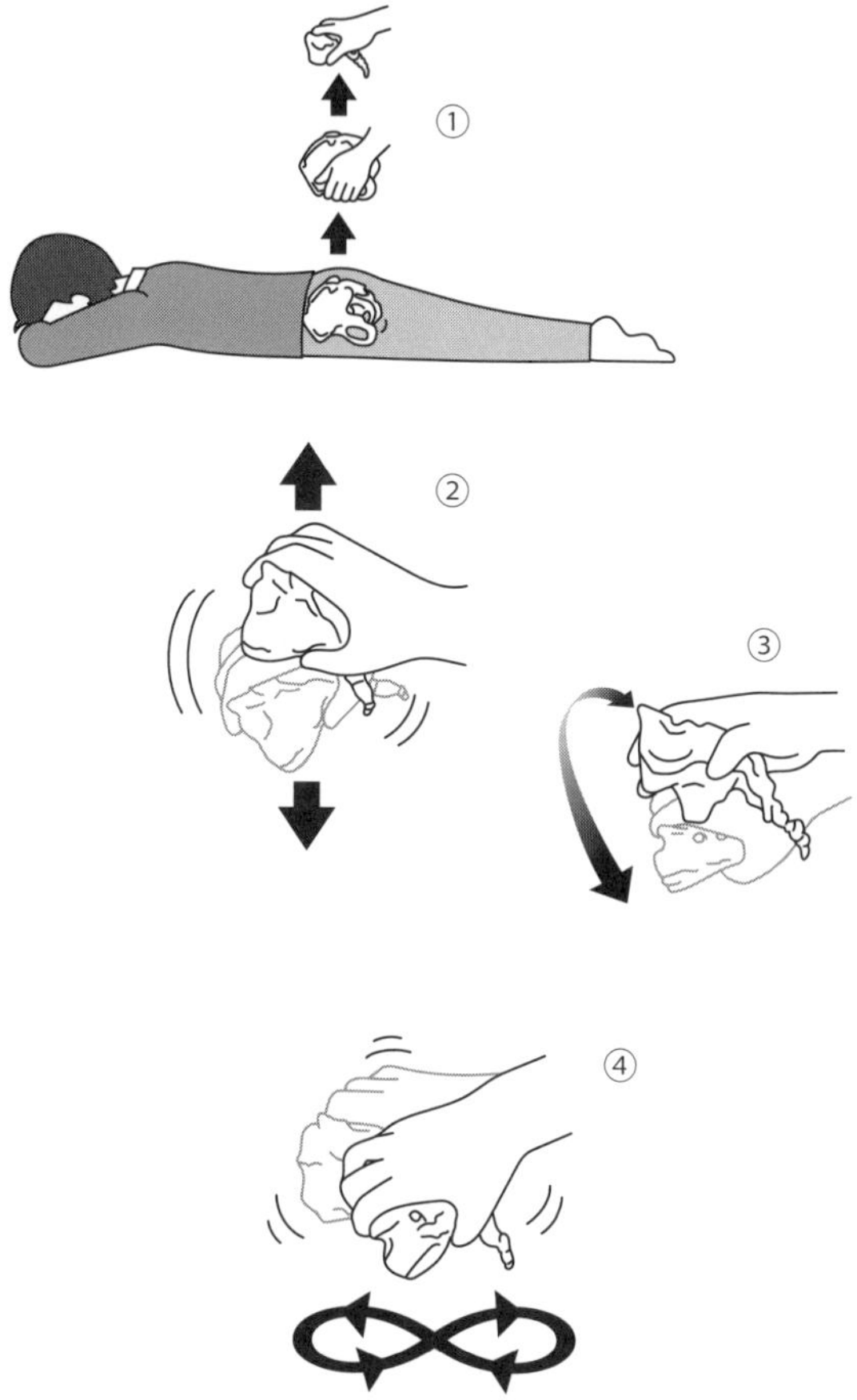

神バランス調整法2　骨盤の調整　②骨盤を動かす

　左右の腸骨に指をかけ、自分の両脇を締めながら骨盤全体が開くように広げてから、左右の腸骨を持って前後に揺らします。

　次に左右の腸骨の外側を持って、捻じるようにそっと動かした後、対角線上に左右上下から骨盤を締めるように圧迫します。最後の腸骨の外側から、骨盤が理想的な状態になるように締めて、体に戻します。

図表⑯　骨盤を動かす実技

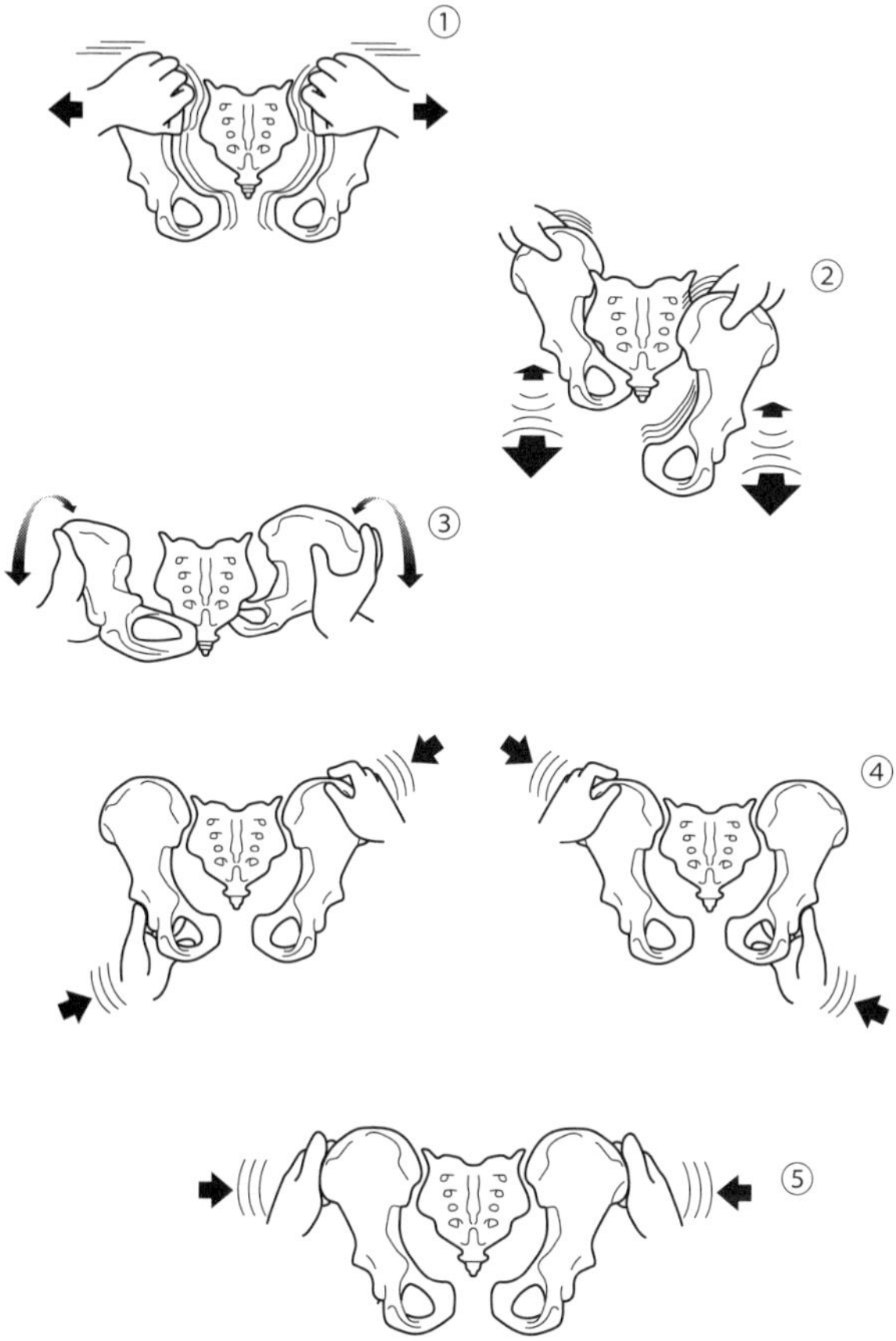

神バランス調整法3　脊椎の調整　脊椎を揺らす

第1頸椎と仙骨をつかんで、脊椎全体を体から取り出すイメージをします。そのまま脊椎を前後、左右に大きく揺らします。柔らかくなったと感じたところで、全体を捻じるように何度か揺らします。最後に、椎間を伸ばすイメージで上下をゆっくりと引っ張り、体に戻します。

図表⑰　脊椎を揺らす実技

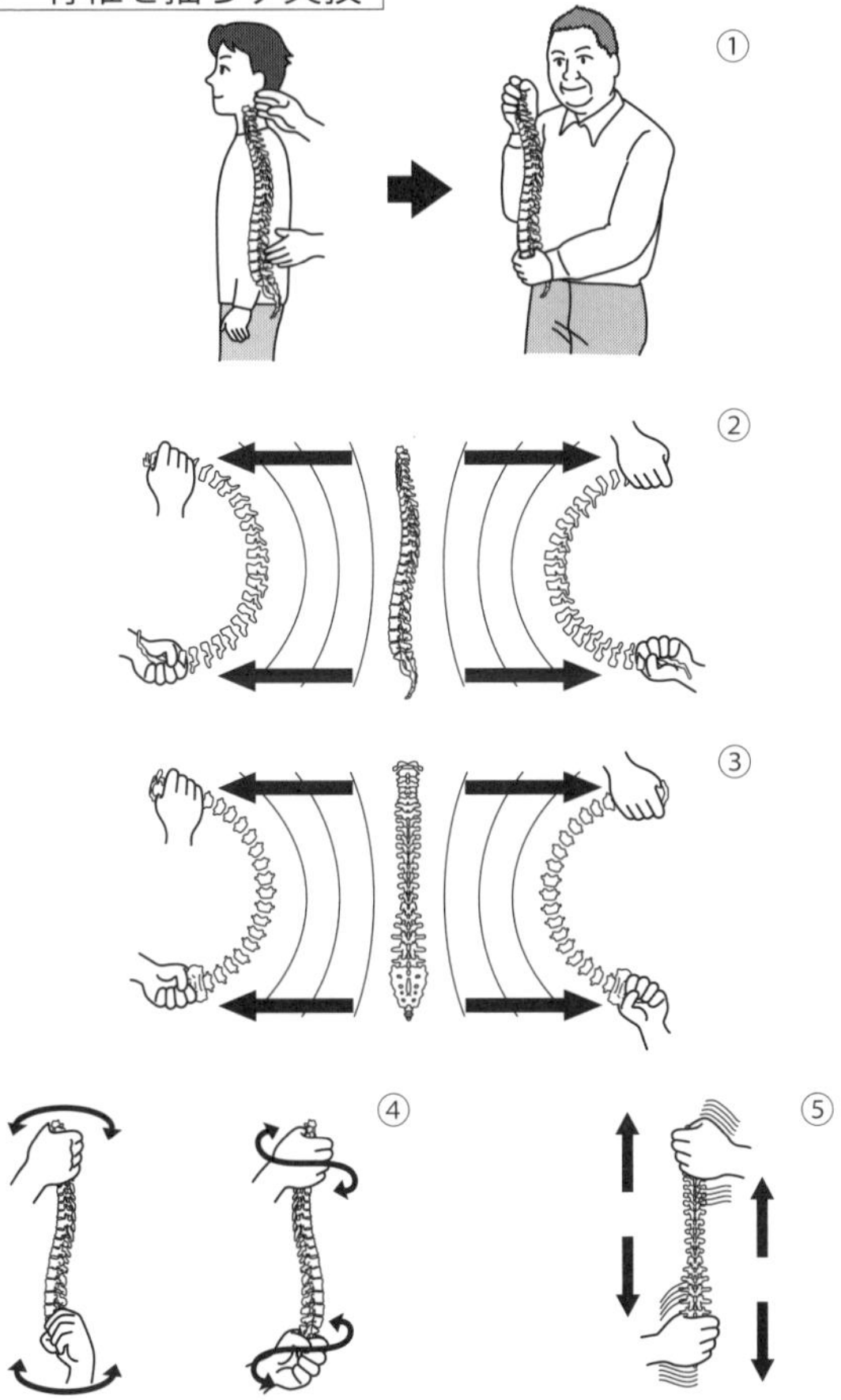

正しい位置に戻ろうとする体の動きを利用する

骨盤の調整も脊椎の調整も、力を入れて伸ばしたり締めたりするのではなく、ゆるっと揺らすように動かすことがポイントです。

例えば、肩関節が脱臼した場合、一般の人たちは柔道整復術で外れている骨を無理やりはめるのだろうと思いがちです。しかし、骨が外れて周辺の筋肉が緊張して動きが鈍くなっているので、はまりにくくなっています。

もともと人間の体にはホメオスタシス（恒常性）の原理が働いています。ホメオスタシスの原理とは、環境の変化に対して自分の体内を一定の範囲に保とうとする働きのことです。例えば、気温が高くなれば汗をかいて体を冷やそうとし、気温が低くなるとブルブルと震えて体温を上げようとします。切り傷も、かさぶたを作って修復しようとします。

脱臼の場合にも、外れてしまった骨を元に戻そうとする力が働いています。痛みなどによる緊張が、それを妨げているのです。

ですから、脱臼して「痛い」と言っている患者さんに、脱臼した時のことを聞きながら「今日お昼に食べたカレーはおいしかった?」と何気なく尋ね、患者さんが昼食を思い出して「おいしかったよ」と答えると、その瞬間に筋肉の緊張が緩み、ふっと骨が元の位置に戻ることがあります。

ですから、全身のバランスを調整する際も、まず筋肉の緊張を緩めます。そして、骨盤や脊椎を揺らして遊びを作り、正しい位置に戻ろうとする力を利用して、神バランスを実現するのです。

関節に遊びを作って本来の位置に自然に戻す

骨と骨が連結する関節は、周囲の筋肉がバランスよく拮抗していることで、スムーズに動きます。ところが、ある部分の筋肉に負荷がかかり過ぎると、関節のバランスが崩れてしまいます。すると、人間の体はつながっているので、他の関節にも影響が出てしまいます。関節は機械の歯車のようなもので、一つの歯車が狂うと次々と故障が起きるようなものです。ですから、腰の仙腸関節のバランスが崩れると、首や肩関節に痛みが出ることもあります。

ＴＤＥ式身体バランス調整法では、バランスが崩れた関節を直接元に戻すのではなく、関節をイメージでゆっくりと動かして遊びを作ることで、筋肉の緊張を緩めたり、緩み過ぎて機能していなかった筋肉に緊張を与えたりして、関節を本来の状態に自然に戻すようにしています。無理やり戻すのではなく、ＴＤＥで自然に戻るきっかけを作るというのが基本的な考え方です。

丁寧に、ゆっくりと施術することがポイント

全身のバランス調整を行う時に、早くやろうとする焦りは禁物です。スピードアップしようとすると、施術者は力が入ってしまいます。余計な力が入ると体は動きません。何十回、何百回と経験を積み重ねるうちに、自然に早く施術できるようになります。

あまりＴＤＥを使う経験がないのに短時間でやろうとすると、どうしても施術が荒くなってしまいます。最初は丁寧に、ゆっくりと、心静かにやることが大事です。丁

寧に、ゆっくりとやっても、筋肉の調整、骨盤の調整、脊椎の調整で恐らく5分くらいではないでしょうか。焦らず、丁寧に、一つひとつの施術を行うことを心掛けてください。

全身の調整後に痛みが残っていれば部分的調整を

全身のバランスを整える調整を終えた後、まだ部分的に痛みや不快感が残る場合はその場所に特定した調整を行います。代表的な例をいくつか紹介します。

肘関節の調整

①肘関節をイメージで取り出し、関節に隙間を作るように、ゆっくりと引っ張ったり、少し捻じったりして、可動域を広げます。
②ちょうど良い状態になると思ってキュッと締めて返します。

図表⑱　肘関節の調整の実技

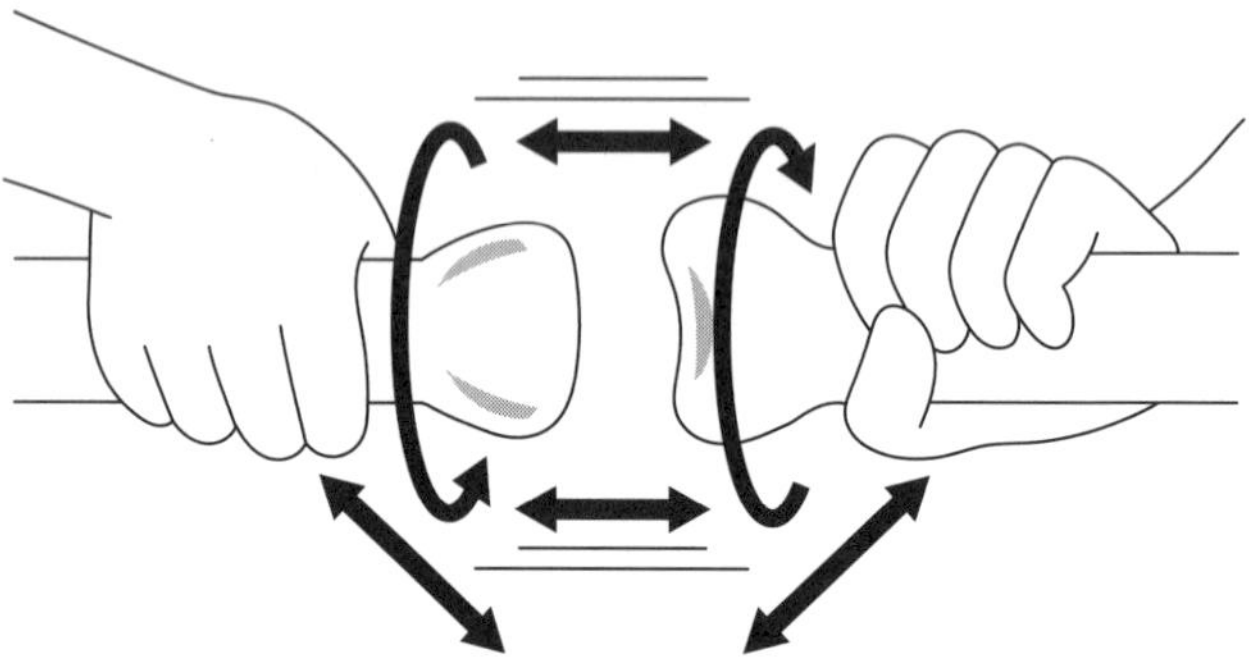

図表⑲　下腿三頭筋（ふくらはぎ）の調整の実技

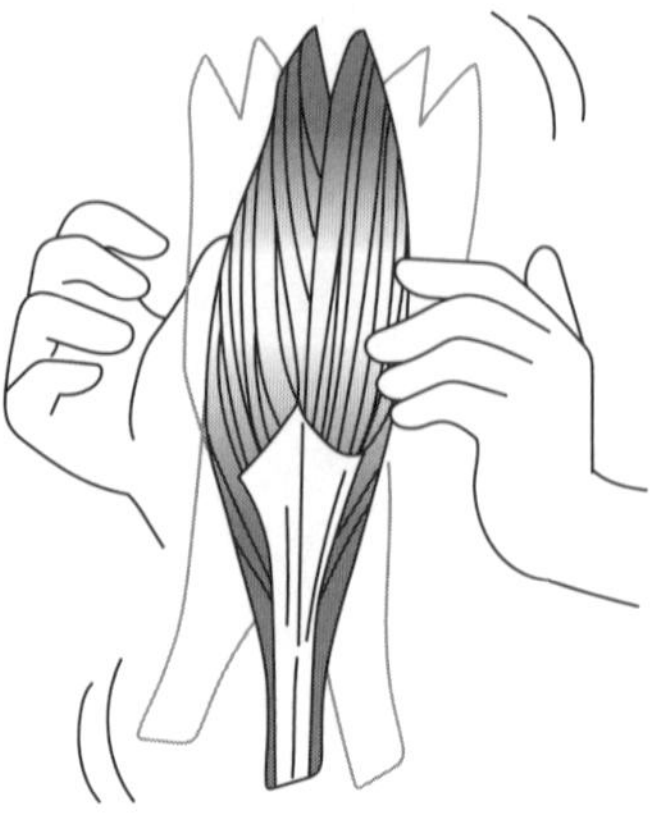

図表⑳　頸椎の調整の実技

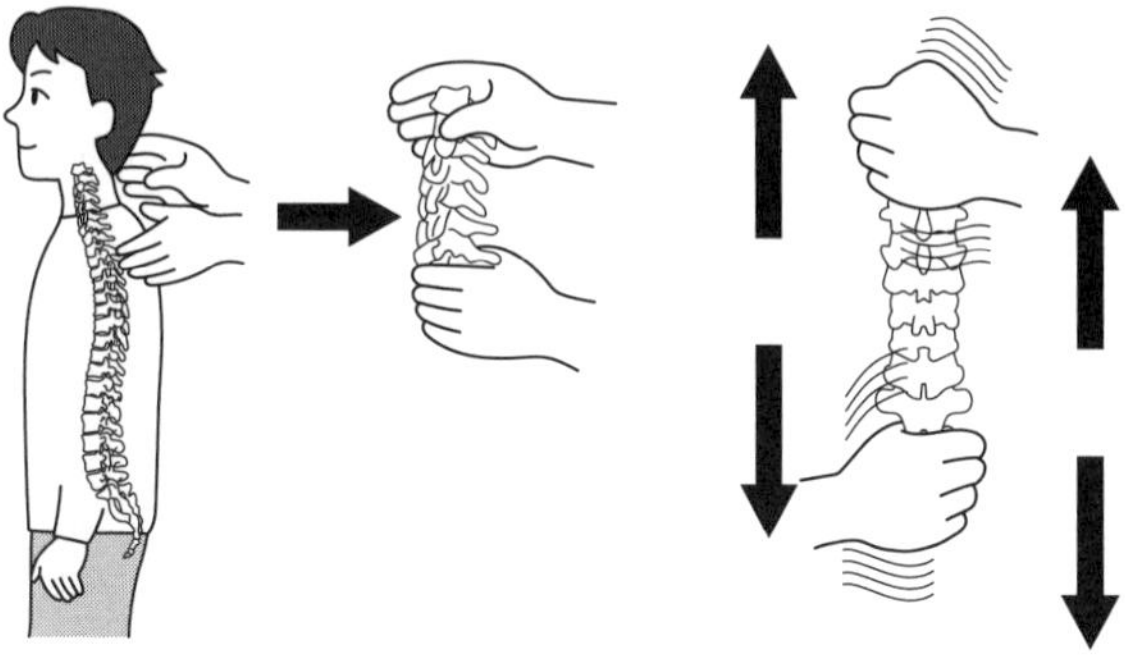

下腿三頭筋（ふくらはぎ）の調整

①下腿三頭筋をイメージで取り出し、伸ばしたり、縮めたり、揉み洗いするイメージで動かします。
②筋肉が柔らかくなったイメージが得られたら、体に戻します。

頸椎の調整

①頸椎だけをイメージでしっかりと取り出します。
②引っ張りながら、グルグル回します。
③頸椎のイメージを体に戻します。

坐骨神経の調整

①坐骨神経を取り出し、神経をゴムのチ

図表㉑　坐骨神経の調整の実技

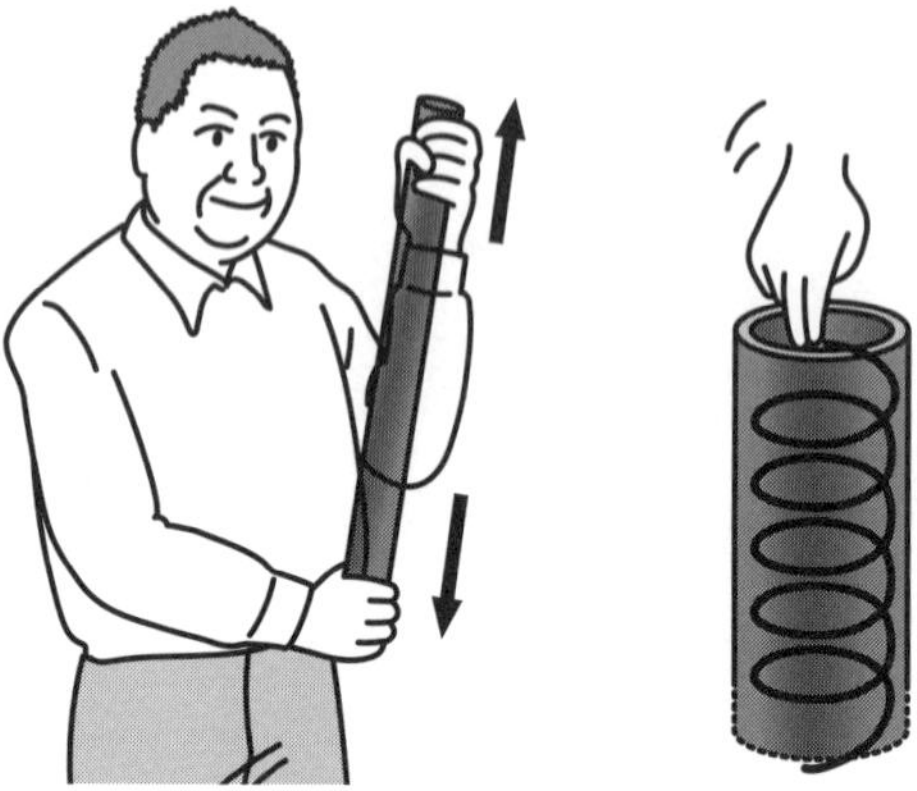

ューブのようにイメージします。

②ストレスクリアを送りながら、伸ばしたり、縮めたり、指の先端でチューブの中を回転させながら進めていきます。

＊「ストレスクリア」とは、対象とする領域からストレスを排除する方法。取り出した対象に「ストレスクリア」と思いながらＴＤＥを送ります。

「アクティブオートロード」とは

PART2でTDEの特徴として「伝授」という形でTDE能力が得られると説明しましたが、「オートロード」という方法もあります。

オートロードは、目的を限定してTDEを作用させるものです。オートロードは多種類あり、本人に自動的にTDEが作用するものを「パッシブ」といい、第三者に対して意図的にTDEを作用させるものを「アクティブ」と呼んでいます。

TDE式身体バランス調整セミナーで受けるアクティブオートロードは次の通り。

- **「ぬきたま」のアクティブオートロード**
- **「骨盤の調整」のアクティブオートロード**
- **「脊椎の調整」のアクティブオートロード**
- **「筋肉の調整」のアクティブオートロード**
- **「頭部の調整」のアクティブオートロード**

など……

TDEが使えるといっても神様ではない

今までTDE式身体バランス調整法がさまざまな症状の改善に有効であると述べてきましたが、どんな症状でも治せる万能のエネルギーというわけではありません。TDEが使えるといっても神様ではないのです。

TDE式身体バランス調整セミナーで、参加者からスマホの画像を見せられ「先生、これはTDEですぐに治りますか？」と質問されたことがあります。その参加者のお母さんが両腕の上腕骨頭を骨折してしまい、病院で診察を受けた時に撮ったレントゲンの写真を、私に見せてくれたのです。

画像を見ると、左腕はヒビが入っている程度でした。骨の中には生きた細胞があり、骨折してもある程度治る能力が備わっているので、画像のヒビ程度なら心配ありません。聞いてみると、お母さんは左腕を動かしているとのことでした。

右腕は嵌入骨折《かんにゅうこっせつ》していました。嵌入骨折とは、骨折した骨のかけらがぶつかり合っている状態です。骨折して数か月たっていましたが、まだ右腕にはギプスをしていました。

「TDEにどんなことを期待しているのですか」

「元のように、すぐに骨がピッとくっつくのではないかと期待しているのですが……」

「一夜にして、というのは難しいと思います」

その参加者はお母さんが右腕を使えないことで、どんどん弱っていくのではないかと心配だったようです。TDEを使うことで、魔法のように骨折した骨がピッとくっつくと思い込んでいたようです。

TDEで骨癒合を促進させることは可能です。実は、私自身も嵌入骨折を何度か経験しました。固定して安静にしていれば骨が癒合してくれます。

「嵌入骨折の場合、骨はつくし、腕も動かせるようになるから心配いりません。ただし、早く治るほうが良いから、TDEを骨癒合促進のために使うようにしたらどうですか」

とアドバイスしました。次にお会いした時に「おかげさまで母が良くなりました」とお礼を言われ、ホッとしました。

ＴＤＥ式身体バランス調整法で、どんなケガも、どんな難病も即座に治ると勘違いしないでください。あくまでも、ＴＤＥはその人の自然治癒力を促進するためのものです。

PART 5

TDE式身体バランス調整法に関するQ&A

私はＴＤＥ式身体バランス調整セミナーなどで講師を務めていますが、これから参加しようと思っている人や実際にセミナーに参加した人からさまざまな疑問を質問されます。代表的なものを紹介しますので参考にしてください。

Q1　ＴＤＥとは、どんなものなのですか

A1　気功のような目に見えないエネルギーです

気功のようなエネルギーという説明がイメージしやすいでしょう。ＴＤＥは目に見えず、科学的にはいまだに存在が証明されていないエネルギーです。

ＴＤＥを活用できるジャンルとしては、健康・リラクゼーション、美容、自己実現、学習・ビジネスなどが挙げられます。中でも健康のジャンルでは、ＴＤＥを使って体の不調を改善するＴＤＥ式身体バランス調整法が確立されています。

Q2　TDEは誰でも使えると聞きましたが、本当ですか

A2　練習を重ねると使えるようになります

「エルビートヌエボ」というTDEが封入された特別なCDを聴いてTDE能力を獲得すると、誰でも「出そう」と思うだけでTDEを出して目的の場所に送ることができます。しかし、最初から上手にできるわけではありません。TDEを使う練習を積み重ねることで、使えるようになってきます。

最初は両手のひらを上に向けて、「手のひらからTDEを出そう」と思いましょう。1分くらい出したら止めます。4~5回繰り返します。さらに、両手のひらの間にTDEを溜めたり、片手から片手へTDEを流したり。さまざまな練習をすることで、徐々にTDEがイメージ通りに使えるようになります。

Q3　自分からTDEが出ているという感覚がつかめないのですが……

A3　「TDEだけを使う」と意識すること。基本練習を繰り返して経験を重ねることです

　TDEの能力を持った人が、TDEを出す際に「TDEだけを使おう」という意思を持つことが大事です。人間の体の内外にはさまざまなエネルギーが存在しています。熱エネルギーや光エネルギーなど体外のエネルギーや、食物や酸素などが体内に入って作るエネルギーなどがあり、「エネルギーを出そう」と思うと、いろいろなエネルギーが混在して出てきてしまうのです。

「TDEだけを使う」「TDE以外のものは使わない」と意識して、二重のフィルターをかけて、TDEを出すようにします。頭頂部や背中、あるいは全身から流れ込んでくる無限にある普遍的なエネルギーが自動的にTDEに変換されて、そのまま両手から流すイメージです。出そうという意識が強過ぎると、自分の体内のエネルギーなどTDEでないものも流れ出てきます。自然に体内に流れ込み、自然に流れ出ている

イメージを持つことが大切です。

しかし、TDEというエネルギーを最初から敏感に感じ取れる人は、私を含めてそんなにいないと思います。私も経験を積み重ねて、ようやく感じるようになりました。Q2でお答えしたように、両手のひらからTDEを出したり、片手から片手へTDEを流したりなど一人でもできる基礎練習を繰り返し、とにかく経験を積み重ねることです。千里の道も一歩からです。

Q4　気功での施術とTDE式身体バランス調整法での施術の違いを教えてください

A4　骨盤や脊椎など、対象を具体的にイメージしてエネルギーを送るのがTDE式身体バランス調整法の特徴です

気功の場合、体内に気の通り道である経絡が存在していて、気が滞っていたり、悪い気である邪気が入ってきたりして、さまざまな症状を引き起こすと考えられていま

す。気功によって、滞っている気を流し、邪気を取り除けば、陰陽のバランスで良い気である正気が入ってきて症状が改善されるという理論です。

ＴＤＥ式身体バランス調整法でもエネルギーを体内に入れたり、出したりする技術があります。プラスエネルギーを体内に取り入れ、マイナスエネルギーを解消するトリートメントという技術です。プラスエネルギーは人に活力を与え、温かな感触があります。マイナスエネルギーは活力をそぎ、冷たい感触があります。ＴＤＥはプラスエネルギーであり、ＴＤＥを体内に送ることで、マイナスエネルギーを解消させます。トリートメントは気功とよく似た手法といえます。

しかし、ＴＤＥ式身体バランス調整法の場合、トリートメントは基本的な健康維持法に過ぎません。全身のバランス調整や部分的な調整は、骨盤や脊椎など対象を具体的にイメージしてエネルギーを送ります。そうした点が違うのではないでしょうか。

Q5　内臓の不調に対してもTDE式身体バランス調整法は効果があるのですか

A5　正しい内臓の位置に戻すことで、内臓本来の機能が発揮できるようにします

内臓に関しても、大事なのは全身のバランスです。例えば、骨盤が後傾すれば胃の位置が下がってきます。正しい位置にないと、胃本来の働きができなくなる可能性があります。

したがって、まず全身のバランスを調整し、次いで「消化器」「呼吸器」「泌尿器」「内分泌器」「循環器」のエネルギー体を取り出し、ストレスクリアを送りながら、伸ばしたり、縮めたり、ひねったりします。そして、「一番良い位置に戻る」と思って体に戻します。

内臓に対するTDE式身体バランス調整法は、内臓本来の働きを呼び戻すきっかけであり、二次的効果が期待できると思います。

Q6　TDE式身体バランス調整法のメリットは何でしょうか

A6　直接体に触れないため、施術者にも患者さんにも負担が少ないことです

TDE式身体バランス調整法は、ほとんど体に触れる必要がないため、幼児や高齢者など直接体に触れるのが難しい人でも、安心して施術を受けていただけます。施術者にとっても、患者さんにとっても、体力的負担の少ない方法といえるでしょう。

また、イメージで施術するので、電話やスカイプなどを通じての遠隔施術も可能です。

PART 6

TDE式身体バランス調整法で症状が改善

私の接骨院で、通常の施術にＴＤＥ式身体バランス調整法をプラスしたことで、さまざまな症状が改善した例がたくさんあります。その中の一部を紹介しようと思います。

腰痛1　ぎっくり腰

ぎっくり腰とは

重いものを持ち上げたり、中腰の姿勢を取ったりした際などに、急激な痛みが走ります。「床に置いてある物を取り上げようとした途端、ギクっとして動けなくなった」「座ったまま、後ろを振り向いた瞬間にギクリとして、だんだん痛みが増して我慢できないほどになった」などという訴えが多いです。日常的によく起きる腰痛であり、ヨーロッパでは「魔女の一撃」と呼ばれています。日本では俗称でぎっくり腰といわれていますが、症状名としては急性腰痛症です。

介助されながら入ってきた人が、自分で歩いて帰って行った

「家の中で掃除をしていたらギックリ腰になった」と言う40代の主婦が、歩くだけでも痛いということで、旦那さんに抱えられるようにして診療室に入ってこられました。痛みで顔もこわばり、掃除をしていたエプロン姿のままで、取るものもとりあえず、すぐに来院された様子です。

まず、診療台に寝てもらい患部を冷やし、電気をかけてから、TDE式身体バランス調整法で全身のバランスを整えたところ、激痛が治まり、旦那さんの介助なしで歩いて帰って行くことができました。

翌日、「あれから、すっかりラクになって」とニコニコされながら診療室に入って来られた時は、外出着でお化粧もされていて別人のようで、一瞬「この人は誰？」と思ってしまいました……。

ぎっくり腰の場合、「痛みが強くて診療台にも上がれない」と言う患者さんもいます。そのような時は、まず椅子に腰かけてもらい、先にＴＤＥで全身の筋肉を調整します。すると、少しは動けるようになって診療台に上がって横になることができます。

ぎっくり腰のような急性期の腰痛は、短期間で施術結果が出やすいものです。この40代の主婦の方のように介助されながら入ってきた、あるいは這うようにして来られた方が、施術後は自分で歩いて帰ることがほとんどです。

反対に、慢性的腰痛の場合は、腰の悪い状態が体に馴染んでいるため、1回で元に戻すのが難しくなります。無理に1回で戻そうとすると、痛みが強くなってしまいます。ですから、まず痛みを取って、動いても痛くなくなれば、左右均等に体を動かすようにしてもらいます。動かさないと筋肉が緊張したままで、悪い状態のままになってしまいがちです。動けば緊張が緩み、元の状態に徐々に戻っていきます。

腰痛2　椎間板ヘルニア

椎間板ヘルニアとは

脊椎（背骨）の骨（椎骨）と骨の間には、クッションの役割を果たす椎間板があります。椎間板は弾力性に富んでいて、骨同士が接触して擦り減らないようにするほか、腰の動きに合わせて柔軟に形を変え、脊椎をスムーズに動かす役割を果たしています。椎間板の中心部にはゼラチン状の髄核がありますが、何らかの原因で押し出され、神経根を圧迫している状態が椎間板ヘルニアです。髄核が神経を圧迫することで、痛みやしびれが生じます。ヘルニアが腰の骨で起きるのが腰椎椎間板ヘルニアで、首の骨で起きるのが頸椎椎間板ヘルニアです。

腰椎椎間板ヘルニアは、建築業や運送業、介護職など腰を酷使する職業の人、激しいスポーツをする人、長時間のデスクワークをする人など、椎間板に大きな負担がかかる人に多く発症します。また、椎間板はコラーゲンが多く含まれていて、加齢と共にコラーゲンが減っていくと柔軟性が失われるので、高齢者はヘルニアになりやすく

図表㉒椎間板ヘルニア

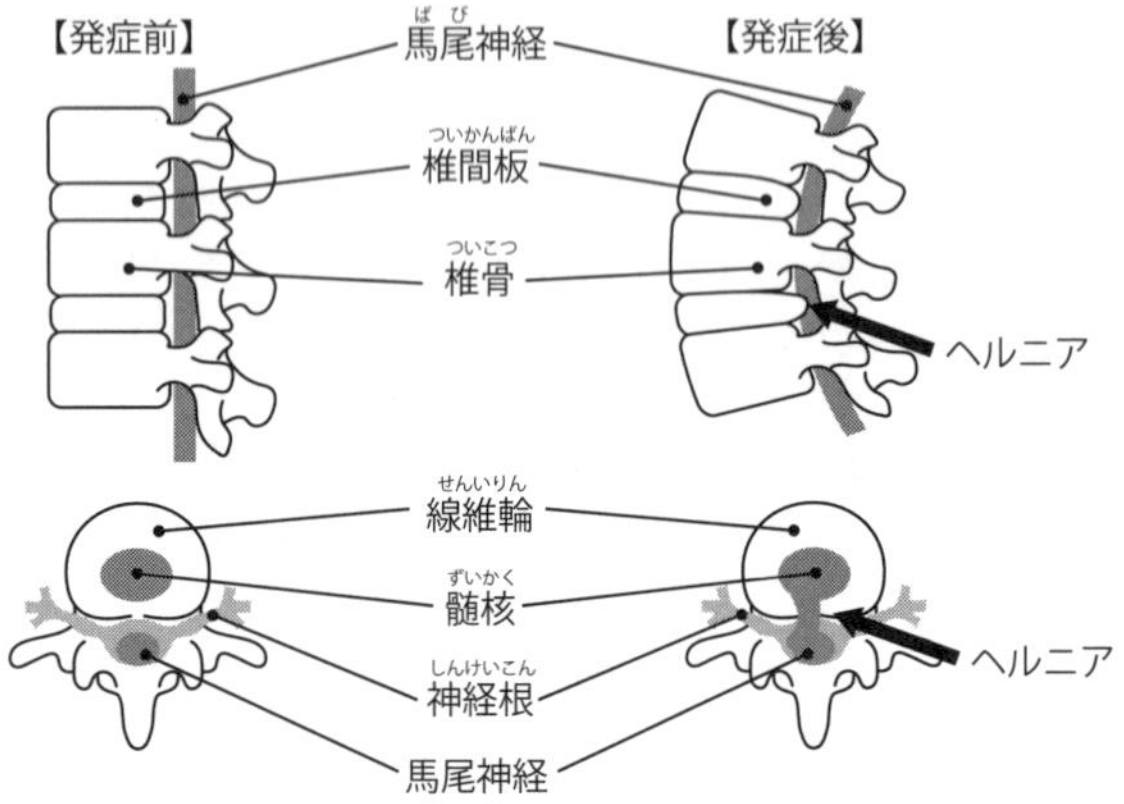

なります。

腰痛のほかに下肢放散痛が出るのが特徴で、痛みが強いと防御反応で背骨が曲がる疼痛性側彎症になることもあります。

図表㉓　疼痛性側弯症と下肢放散痛

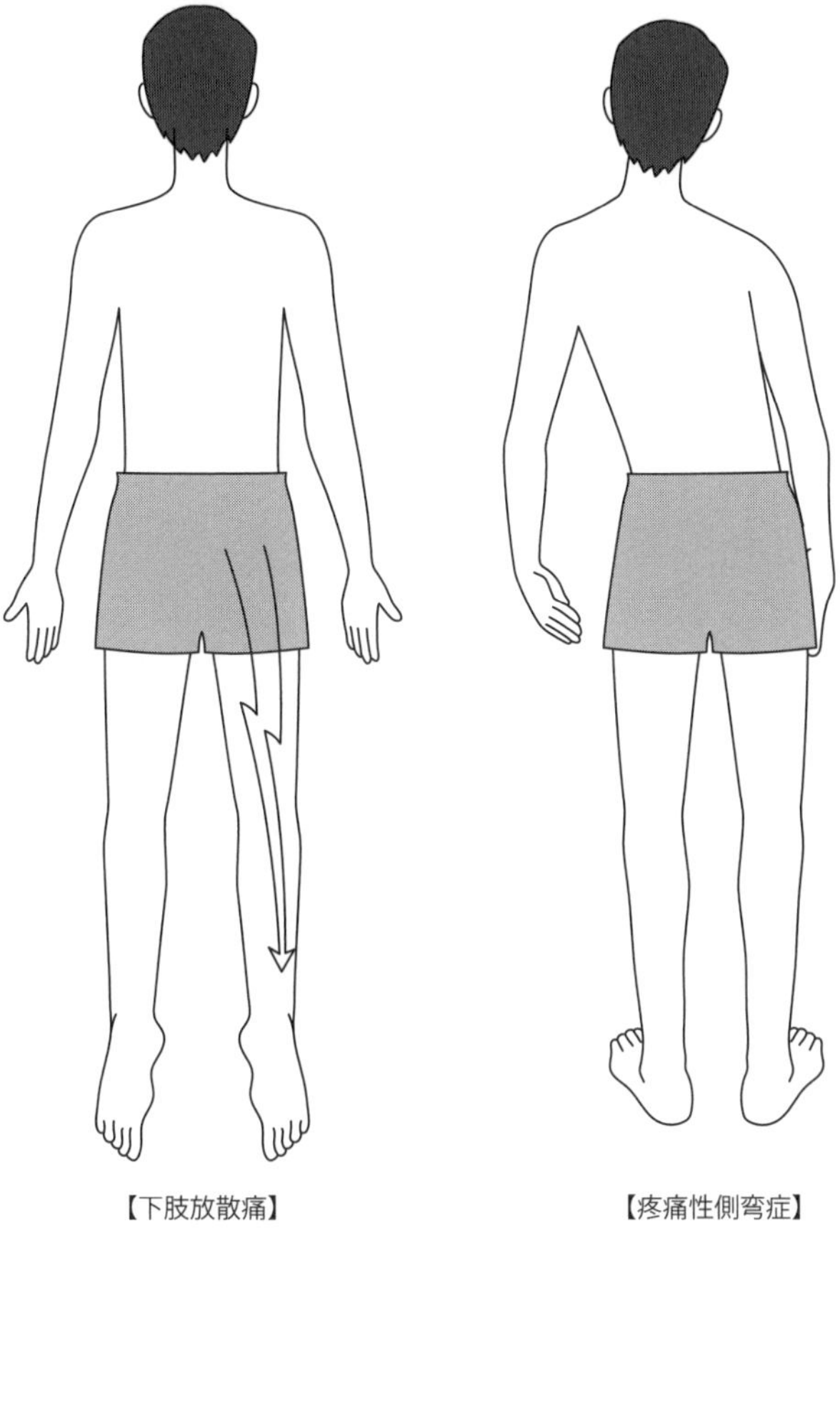

【下肢放散痛】　【疼痛性側弯症】

「再手術が必要」と言われた椎間板ヘルニアの痛みがなくなった

建築関係の仕事をされている50代の男性ですが、以前に椎間板ヘルニアの手術をしたのですが、痛みが再発して病院に行くと再手術を勧められたとのこと。手術はもうイヤなので、何か他の方法はないかと来院されました。

仕事を休むわけにもいかないので、仕事のない日に来院され、何度も施術をしました。

TDE式身体バランス調整法で全身のバランスを取るのですが、脊椎のバランスを調整する際に椎間を広げるようなイメージをプラスしました。椎間板ヘルニアは、椎間板に何らかの圧力がかかって髄核が飛び出しているので、圧力を抜く感覚です。圧力を抜くことで脊椎に動きをつければ、遊びが出てきて、髄核が元に戻ろうとする動きをサポートできるからです。

ただし、「椎間を○○ミリ広げる」「椎体を○○ミリ動かす」という想定の仕方ではありません。あくまでも遊びをつけてあげる感覚です。

人間の体は緊張すると、ガチガチになって動きません。遊びが生まれると、緊張が緩み、動きが出て、スッと元に戻っていくことで、神バランスが実現するのです。緊張している体が動くようになるきっかけを作るのがTDEで、本人の体が治ろうとするのを妨げているものを取り除いているのだ、私は解釈しています。

患者さんは重い物を持つことが多い職業なので、長年腰を酷使されてきました。何度も施術する必要があり、時間はかかりましたが、「また手術しなければいけないと思っていたのに、手術をしないでも痛みがなくなってビックリした」「仕事を休まないですんだ」と、感謝されました。

腰痛3　圧迫骨折

圧迫骨折とは

圧迫骨折とは、外からの強い力で骨（椎体）がつぶされて起きる骨折を指します。腰椎で起きると腰椎圧迫骨折や脊椎椎体骨折といいます。

骨粗鬆症で骨が弱くなっていると、尻餅をついたり、くしゃみをしたりしただけでも骨折してしまうケースが見られます。そのほか、転移性骨腫瘍によるものや転落事故など強い衝撃によるものも。

圧迫骨折の症状としては、骨折した場所に痛みが生じ、激痛となることもあります。骨折により脊髄が圧迫され、知覚麻痺を生じるケースもあります。

治療はコルセットやギプスなどで固定し、安静にして、骨折した部分を安定化するのが基本です。骨粗鬆症が原因の場合、3～4週間程度で治ることが多いです。転落事故など外傷性の場合は、早期に離床して歩行訓練するのが望ましいとされています。

病院の治療で骨は癒合したけれど痛みは取れず、TDEで施術して2週間後に仕事復帰可能に

建築現場で転落事故に遭った40代の男性です。病院で第2腰椎の圧迫骨折と診断され、コルセットで安静にする治療を受け、2週間たったところで主治医から「レントゲン検査では骨がついているので治った」と言われたそうです。でも、本人は痛みが

残っていて、とても建築現場に戻れる状態ではありませんでした。知り合いの紹介で私の接骨院に来院されました。

まず全身のバランスを整え、骨折した第2腰椎周辺の炎症をTDEで取ります。毎日同じ施術を繰り返すうちに、痛みが取れてきてラクになっていったようです。数回施術したところで現場に復帰できました。

しかし、痛みは取れても、骨折して痛みをかばっていた時の体のクセが残っていて、体に馴染んでしまっています。仕事に復帰してからも休日に通院してもらい、全身のバランスを調整する施術を続け、痛みが再発しなくなりました。

首・肩の痛み1　ストレートネックによる肩こり

ストレートネックとは

頸椎は7つの骨（椎体）で構成され、前方に向かって緩やかにカーブしています。このカーブがクッション機能を果たしていて、体重の1割もある頭の重みを分散させることができるのです。

ところが、うつむき姿勢や前傾姿勢を長時間続けていると、頸椎に負担がかかり、カーブが失われてしまいます。頸椎5～7番のカーブが失われた状態を「ストレートネック」といいます。

ストレートネックになると、頸椎が前傾するため猫背になり、骨盤が後傾して全体のバランスが崩れてしまいます。また、頸椎を支えている首周りの筋肉が緊張し、血行が悪くなって首こりや肩こりが生じます。そのほか、首には血管や神経が集中しているので、首の筋肉が緊張することで血管や神経が圧迫されて自律神経が乱れ、頭痛やめまい、耳鳴り、吐気などを引き起こすこともあります。

吐気がするほどガチガチの肩こりが2週間で解消

40代の主婦の方です。肩こりに悩まされ、マッサージに通ってもその場しのぎにしかならず、ひどい時は吐気がするほどでした。ご主人は脳卒中や脳腫瘍などを心配して、脳神経外科の受診を勧めたそうです。脳神経外科で検査したところ異常はなく「吐気の原因は肩こりでしょう」と言われて、私の接骨院に来られました。

主婦なので料理や洗い物をする時に前かがみになり、スマホを見てうつむき姿勢になり、次第にストレートネックになっていったようです。

ストレートネックの場合、特に全身のバランスを整え、神バランスを実現することが重要です。骨盤が後傾していることが多いので、骨盤を前に出すようにTDEで調整をすると、脊椎が自然に伸びて、前に出ていた顎もまっすぐになり、正しい姿勢が取れるようになります。

ですから、脊椎だけを矯正する肩こり予防ベルトなどをしても、ストレートネックは改善しません。骨盤を正しい位置に戻すことで、脊椎がぐっと起きてきて、正しい

図表㉔　ストレートネック

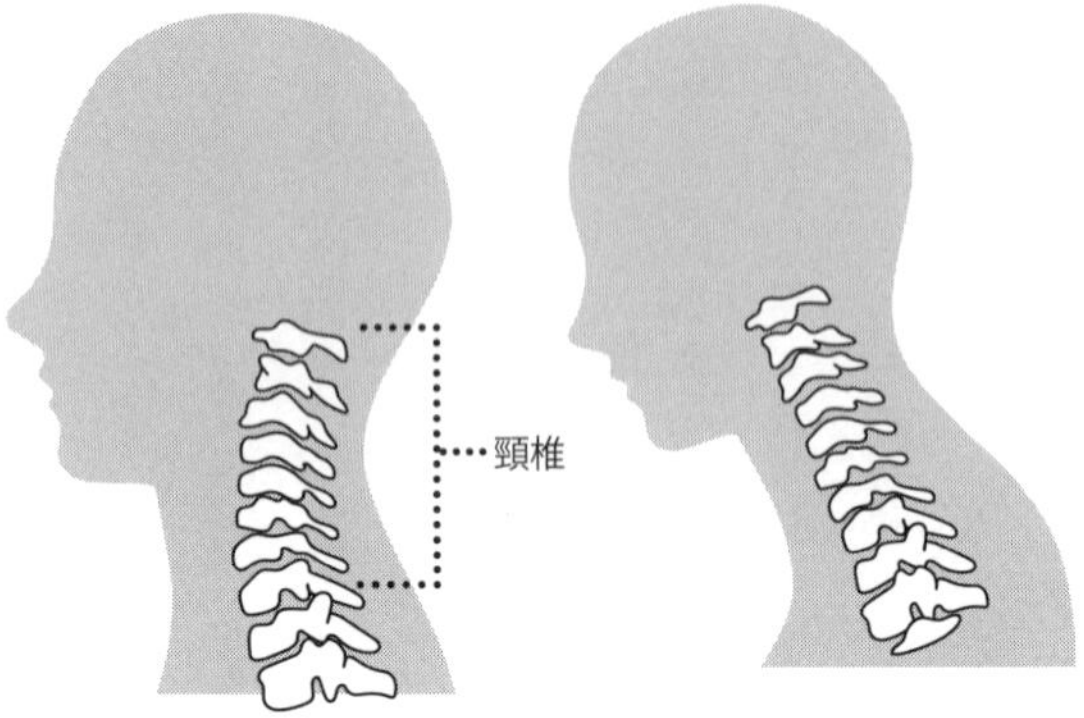

姿勢が取れるようになるのです。

ただし、施術して正しい姿勢になったとしても、また日常生活で前かがみの姿勢を続ければ、肩こりや吐気は解消しないでしょう。普段から正しい姿勢を意識すること、正しい姿勢が取れるように腹筋などを鍛えることなどをアドバイスしました。２週間で数回来院され、吐気や肩こりがすっかりなくなり、「ラクになりました」とお礼を言われました。

首・肩の痛み2　むち打ち症

むち打ち症とは

主に自動車の追突や急停車などによって、首が鞭のようにしなったために起きる症状を「むち打ち症」と総称しています。事故による衝撃で首の筋肉や靭帯を損傷したり、頸椎の関節に歪みが生じていたりします。首の痛みのほか頭痛、しびれ、吐気、めまい、肩こりなどの症状が出てくることも。レントゲン検査ではわからない場合も多く、早期に治療しないと後遺症として残ることもあります。

むち打ち症は次の5つに分類されます。

①頸椎捻挫型

首の周囲の筋肉や靭帯などが過度に伸ばされたり、断裂したりした状態。首の捻挫によって起きた炎症。むち打ち症の70～80％を占めるといわれています。

②根症状型

頸椎の並びに歪みが生じ、頸椎から出ている神経が圧迫され、首の痛みのほか腕の痛みやしびれ、後頭部の痛み、顔面痛などが現れます。知覚障害や反射異常、筋力低下などを伴うことも……。

③バレリュー症状型

「後部交感神経症候群」ともいいます。頸椎に沿って走っている後部交感神経が損傷し、自律神経のバランスが崩れて、頭痛、めまい、耳鳴り、吐気、顔の左右どちらか半分の鈍痛、視力低下などの症状が現れます。

④脊髄症状型

頸椎の脊柱管を通る脊髄が損傷したり、下肢に伸びる神経が損傷したりして、下肢のしびれや知覚異常が起き、歩行障害が起きます。

⑤脳脊髄液減少症

脳と脊髄の間を循環している脳脊髄液が事故の外力で一時的に急上昇し、腰椎の神経根に強い圧力がかかり、クモ膜が裂けて脳髄液が漏れて減少することで、不定愁訴が現れます。頭痛、首の痛み、耳鳴り、ふらつき、吐気、顔面痛、全身倦怠感などさまざまな症状が出ます。

事故後、1か月取れなかったむち打ち症が2週間で解消

むち打ち症の場合、頸椎捻挫型の人がほとんどです。事故後早い時期に来院された時は、捻挫している頸椎を元に戻せば、体が元の正常な状態を覚えているので、スーッと治ることが多いです。

しかし、ほとんどの場合、交通事故に遭えば救急車で病院に搬送されます。そして、けん引や電気治療を受けても症状が治まらず、ある程度時間がたってから接骨院に来られます。時間がたっているのに、無理に捻挫している頸椎を元に戻そうとすると、患者さんが気持ち悪くなるなどの不快な症状が出てきてしまいます。ですので、まず全身のバランスを整え、頸椎は遊びをつける感覚で調整し、頸椎が自然に戻っていくのを手助けするイメージでTDEを使います。

「病院に1か月通っても痛みが取れないから」と来院された患者さんでも、交通事故の瞬間的な外圧が原因なので、2週間ほどで元に戻り、痛みが改善していることがほとんどです。

首・肩の痛み3　四十肩、五十肩

四十肩、五十肩とは

正式名称を「肩関節周囲炎」といい、肩関節の組織に癒着や炎症が生じ、肩から腕を動かしづらくなります。四十肩、五十肩という名前の通り、40~60代に多く発生します。肩が痛くて腕が上がらない、背中のファスナーが閉められない、上着の袖にうまく腕を通せないなど、日常生活に支障が出ます。

原因となる筋肉を探しながらTDEで調整し、腕が上がるように

腕が上がらなくなる原因は、肩関節の癒着や炎症だけではありません。腕を動かすためには肩甲骨が正常に回旋し、大胸筋、肋間筋、広背筋などの筋肉が支障ない状態でないといけません。

ですので、四十肩、五十肩の患者さんの場合、まず全身のバランスを取った後、腕の動きにくい部分を見て、どこに原因があるのかを探ります。肩甲骨かもしれないと思えば、TDEで肩甲骨の動きを良くするようにして、それでも症状が出ていれば、原因は肩甲骨ではないということに。次は大胸筋かもしれないとTDEで大胸筋の緊張を取ってみます。

このように一つずつ考えられる原因をつぶしながら施術するので、なかなか一発で解消というわけにはいきません。それでも、時間をかければ少しずつ改善することができます。

脚の痛み1　変形性股関節症

変形性股関節症とは

股関節は骨盤と大腿骨をつないでいて、お皿のような臼蓋《きゅうがい》が大腿骨の骨頭を包み込んでいます。大腿骨と臼蓋の軟骨がすり減って、炎症を起こしたり変形が生じたりすると、足の付け根に違和感や痛みが出ます。女性に多く発症し、症状が進むと正座が困難になり、靴下がはきにくくなったり、足の爪が切りにくくなったりします。
変形性股関節症は、進行状況によって4期に分類されます。

1期／前股関節症

股関節がきゃしゃであったり、わずかに変形していたりするだけで、軟骨自体はすり減っていません。

2期／初期股関節症

軟骨が薄くなって関節の間が狭くなったり、軟骨の下にある骨が硬くなったりしますが、痛みの自覚症状はありません。

3期／進行期股関節症

軟骨がかなりすり減り、表面がザラザラするようになります。股関節の中や周囲に「骨棘《こつきょく》」という棘のようなものができたり、骨に空洞ができたりします。軟骨の下にある骨の一部がこすれ合って、痛みが生じます。

4期／末期股関節症

軟骨がほとんど消失し、軟骨の下にある骨が露出して、骨同士が接するので強い痛みが生じます。

赤ちゃんの時に「股関節脱臼」を起こした人、あるいは臼蓋の発育が悪く骨頭よりも小さい「臼蓋形成不全」だった人が、中高年になって変形性股関節症を発症することが多いといわれていますが、高齢化社会に伴って子どもの時に股関節脱臼などをしていない場合でも発症するケースが増えています。

足が上がらず階段を歩けなかったのに、一歩ずつ上り下りできるように

50代の女性です。股関節に痛みがあり、足がきちんと着地できずに引きずって歩くようになり、病院で「変形性股関節症」と診断されたそうです。杖を使うように勧められたけれど心理的に抵抗があり、何とかならないかと私の接骨院に来院されました。

変形性股関節症の場合、臼蓋形成不全など先天的な原因以外ならば、骨盤の調整をすることで改善することがほとんどです。

骨盤に歪みがあると、股関節への荷重に偏りが出てきてしまいます。さらにO脚になっていると体重がまっすぐかかりません。ですので、まず体重がまっすぐに股関節

図表㉕　変形性股関節症

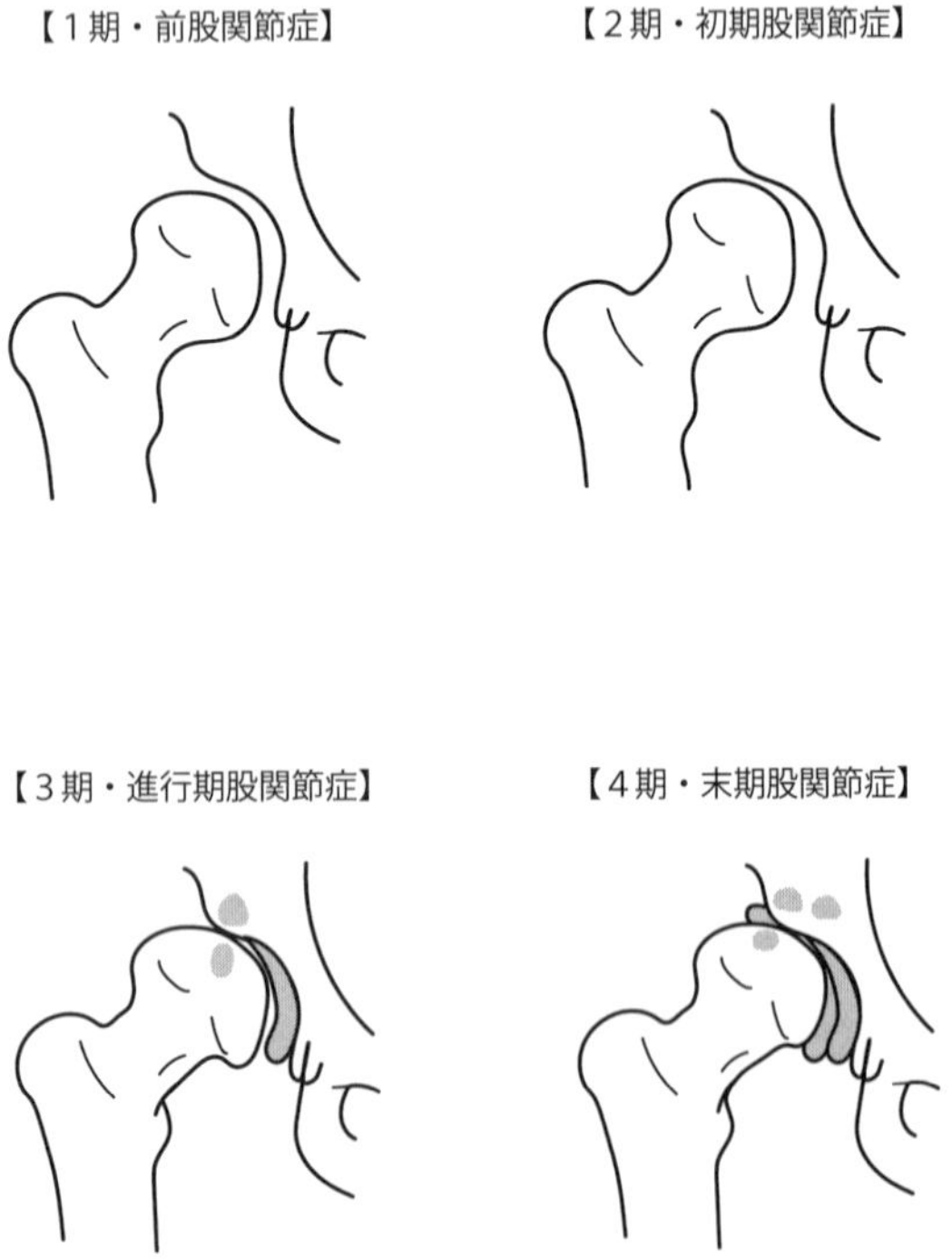
【１期・前股関節症】
【２期・初期股関節症】
【３期・進行期股関節症】
【４期・末期股関節症】

にかかるように、TDEで骨盤のバランスを整えます。周囲の筋肉も硬くなっていれば、緊張を取って緩めます。骨盤の神バランスを実現させることが、痛みの改善に直結しているのです。

施術時に痛みが取れても、体重のかかり方がまっすぐでなく、O脚になるような歩き方や姿勢を続けていたら、元に戻ってしまいます。さらに筋肉が衰えないよう、硬くならないよう、運動やストレッチが必要です。

患者さんは施術直後に「先生、歩くのがラクになった」と言っていましたが、その後も私が教えたストレッチを続けていたら「足が上がらず階段は怖くて歩けなかったのに、一歩ずつ上り下りできるようになった」と喜んでいました。

脚の痛み2　変形性膝関節症

変形性膝関節症とは

膝関節のクッションの役割を果たしている軟骨がすり減り、痛みや腫れが生じ、膝の変形が起きます。

初期には立ち上がりや歩き始めに痛みが出るようになり、中期になると膝の曲げ伸ばしが十分にできず正座や階段の上り下りが難しくなり、末期になると安静時も痛みが出て、膝が伸びず、歩行も困難になります。膝に水が溜まったり、脚が○脚になったりという症状も見られます。

原因は軟骨が年齢と共に弾力性を失い、使い過ぎによってすり減っていくことです。膝関節を支えている大腿四頭筋の筋力低下、靭帯や半月板などの外傷の影響なども原因に挙げられます。中高年の女性に多く発症します。

膝に溜まっていた水がTDEでシューッとなくなっていった

70代の女性です。膝関節症で「膝に水が溜まり、病院で何度も注射器で抜いてもらっているけれど、すぐに溜まってしまい、同じことの繰り返しなので何とかならないか」と相談しに来院されました。

水が溜まって腫れがひどく、膝が曲げられなくなって、和式トイレはもちろん洋式

図表㉖　変形性膝関節症

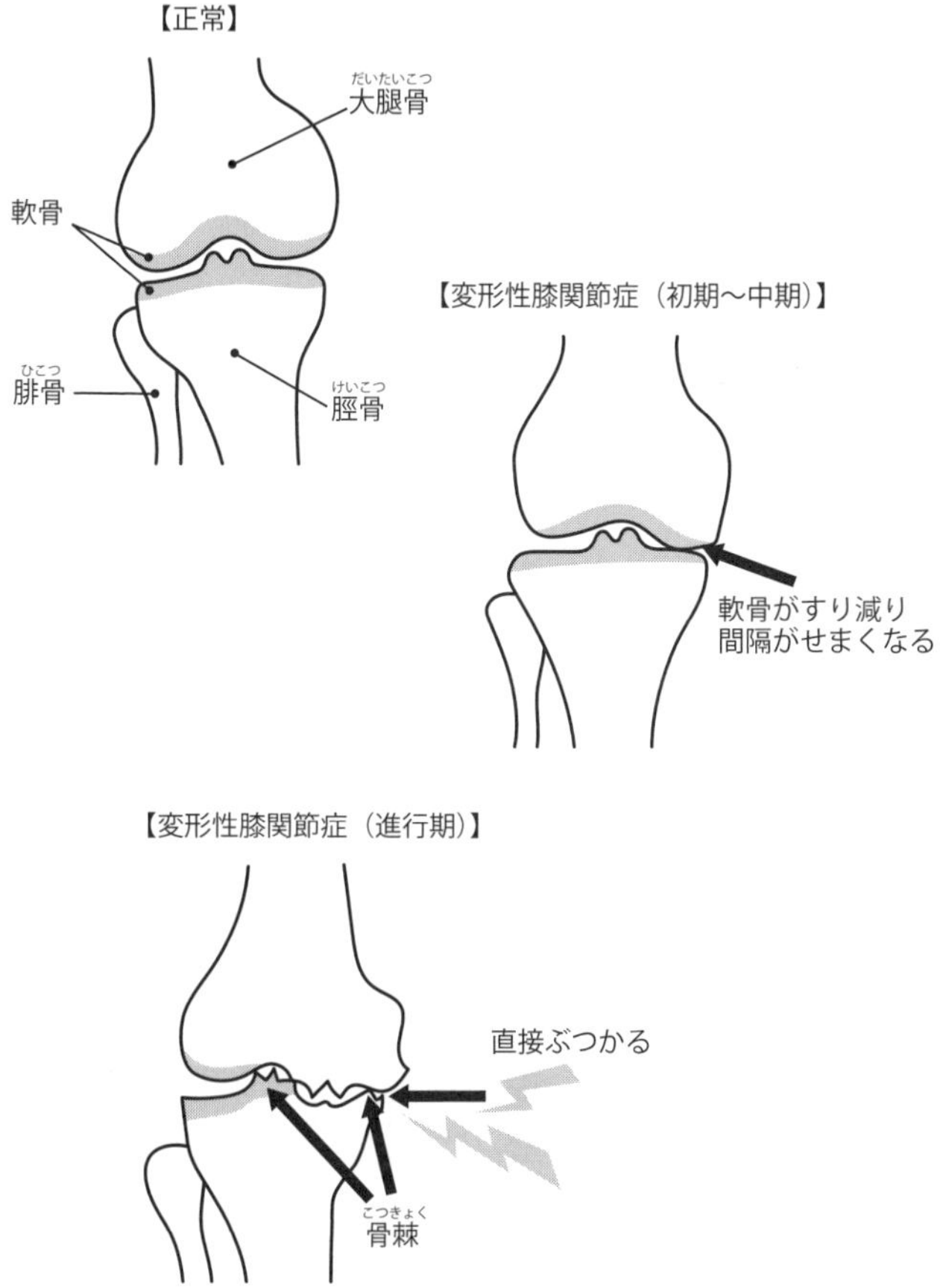
【正常】
大腿骨《だいたいこつ》
軟骨
腓骨《ひこつ》
脛骨《けいこつ》
【変形性膝関節症（初期〜中期）】
軟骨がすり減り
間隔がせまくなる
【変形性膝関節症（進行期）】
直接ぶつかる
骨棘《こつきょく》

トイレを使うのも辛いという状態だったので、病院で応急処置として注射器で水を抜くというのは仕方ありません。

関節は関節包という膜に包まれていて、関節包の内側全体にある滑膜から分泌される関節液が空洞を満たしています。この関節液は関節がスムーズに動く潤滑油の役割を果たしています。膝に溜まった水とは関節液のことなのです。

関節液が溜まる原因は、すり減った軟骨のかけらで関節包が刺激されて炎症を起こし、炎症を抑えるために関節液を異常に分泌してしまうからだといわれています。ですので、関節包の炎症、軟骨のすり減りという根本原因をなくさないと、水を抜いても、また溜まってしまいます。水を抜いた当初は水圧が弱まって腫れが引き、圧迫されていた血流が元に戻るので、痛みがラクになるのですが、時間がたてば再び関節液が溜まっていくのです。

また、関節液にはヒアルロン酸やたんぱく質が含まれています。関節の軟骨には血管が通っていないので、関節液から栄養を取りこみ、関節包は古くなった関節液を吸収して関節液のバランスを取っています。ですから関節液をたびたび抜いていれば、軟骨に栄養が行き渡らずに変形が進むことにもなりかねませんし、関節液のバランス

図表㉗　正常な膝の構造図

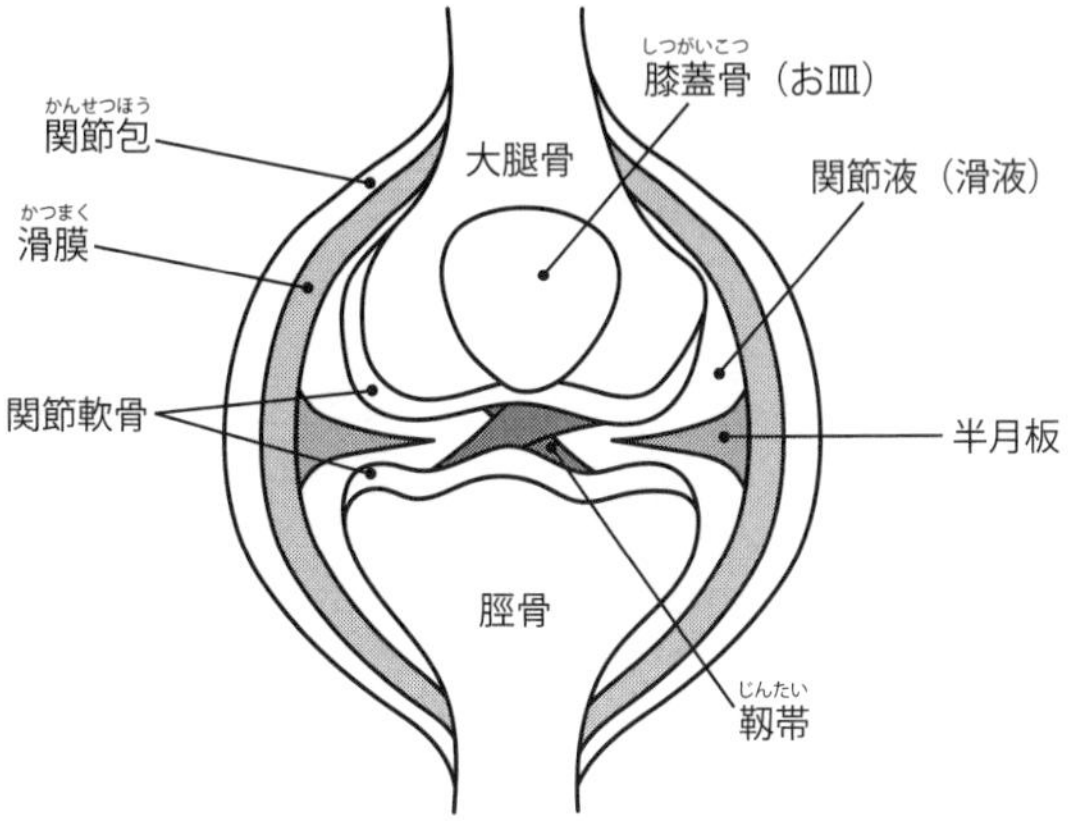

も崩れたままになってしまうのです。

通常のTDE式身体バランス調整法で、まず全身の筋肉をほぐし、骨盤と脊椎のバランスを整えます。変形性股関節症と同様に、骨盤から下肢への荷重のかけ方がまっすぐでないと膝関節の変形につながりますので、骨盤の歪みを正すことが大事です。

その後、パンパンに溜まっている水を、イメージを使って抜くようにします。すると膝にシューッとシワが寄ってきます。患者さんは注射器を使わないのに水が抜けたことがわかってビックリです。注射器で関節液を体外に出すのではなく、体液の循環を良くするというイメージで膝から過剰な関節液を減らしています。

また、膝関節を構成する大腿骨、脛骨膝蓋骨（お皿）、半月板をイメージして、なめらかに動くようTDEで掃除をします。

そのほか大腿四頭筋など膝を支えている筋肉で緊張しているものがあれば、個別にTDEで緩めます。

このような施術を10回ほどしたところで、水は溜まらなくなりました。患者さんは「注射器で水を抜いてもらわなければいけなかったのがウソのようだ」と嬉しそうでした。

脚の痛み3　足関節滑液包炎

足関節滑液包炎とは

足首の関節の前方にある滑液包に炎症が起こり、腫れや痛みが生じます。滑液包は、関節と周囲の骨の間にある滑液が入った袋で、関節を潤滑に動かす役割があります。滑液包に圧迫が加わると滑液の分泌量が過剰になって、こぶのように溜まってしまい、正座をすると痛みが出てきます。

ピンポン玉のように膨らんだ足首の水がなくなった

骨盤の歪みによって下肢への荷重がまっすぐにかからないと、さまざまな症状を引き起こします。股関節↓膝↓足首と影響が波及していくのです。変形性股関節症や変形性膝関節症は中高年の女性に多く発症しますが、足首の場合は若い女性にも見られます。O脚やハイヒールを履いていることで、足首の滑液包に炎症が起き、滑液が過剰に溜まってしまうケースも少なくありません。

通常は足の親指の付け根の母指球、小指の付け根の小指球、かかとの3点で着地しますが、足関節滑液包炎の患者さんは親指が着いていなくて、小指側だけが硬くなっています。病院では足底版というインソールを作って、親指も着地するようにする治療も行われています。

骨盤の歪み↓膝関節の変形↓足首関節の変形というケースでは、TDE式身体バランス調整法で全身のバランスを整え、その後イメージで足首の水を抜いて体液の循環を良くします。骨盤から下肢への荷重方向を正しくすることで神バランスを実現し、再発を防ぐことができます。

30代のOLの患者さんはハイヒールを履いていて、足首にピンポン玉くらいの膨らみができ、外反母趾にもなりかかっていました。痛みが出てきたので来院されたとのこと。TDEで施術をすると、膨らみは小さくしぼんでいきました。

その後は再発せず、外反母趾の状態も改善。「足がラクになりました」と喜んでくれました。

妊婦の悩み1　逆子

逆子とは

本来、胎児は頭が下（子宮口）を向いていますが、頭が上を向いている状態を指します。妊娠中期までは、くるくるとひんぱんに入れ替わるのですが、妊娠後期になると胎児が成長して頭部が大きくなり位置が固定されてきます。

逆子の場合、分娩時に体から出てくるので頭が出にくかったり、へその緒で圧迫される可能性があったりします。逆子が直らない場合、母子の負担を考慮して医師の判断で帝王切開になることも……。

逆子がTDEでくるりと回った

妊娠30週を過ぎて「逆子のまま」と言われた、当時30代の妊婦さんが「自然分娩したいので逆子が直らないか」と相談に見えました。

TDEでお母さんの骨盤を正しい位置に調整すると、お腹の赤ちゃんもラクで自然な場所に行き、逆子が直るケースが多いです。赤ちゃんを回そうとすると、へその緒がからみつくかもしれないので危険です。あくまでもお母さんの骨盤を矯正することで、赤ちゃんを望ましい位置に戻します。

ただし、また生活の中で骨盤に歪みが出てくると、くるりと回って逆子になってしまう可能性があります。ですので、出産直前にTDEで骨盤を調整し、患者さんは無事に自然分娩で元気な赤ちゃんを出産されました。直接、妊婦さんの体に触れないので、リスクがなく逆子を直すのはTDEの特性を生かした施術といえるでしょう。

図表㉘　TDE で逆子が回転

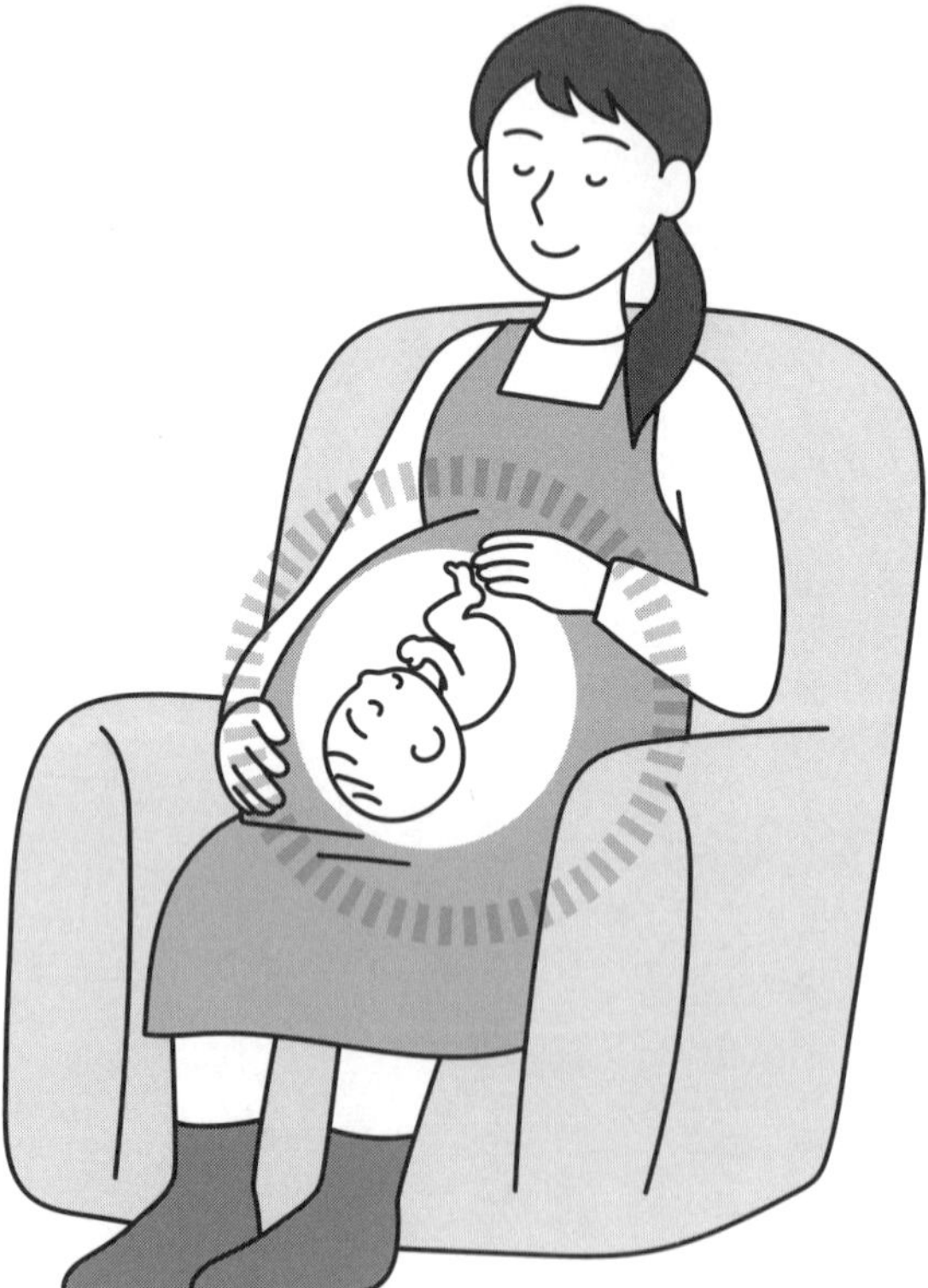

妊婦の悩み2　産後ダイエット

産後ダイエットとは

妊婦は妊娠中に平均で7～12kg体重が増加します。胎児の体重3～4kg、胎盤が0・5kg、羊水が0・5kg、母体の子宮や乳房、血液、脂肪などの増加が3～8kgとされています。出産後に自然に元の体重、体形に戻る人もいますが、戻らない人も少なくありません。そこで、骨盤矯正や有酸素運動、栄養バランスの取れた食生活などを行う産後ダイエットに注目が集まっています。

ＴＤＥの骨盤調整で自然に体重減

分娩時に赤ちゃんが産道を通り、骨盤は最大限に開きます。開いた骨盤は産後すぐには戻らず、半年ほど開いた状態が続くといわれています。その後、徐々に自然に戻ろうとするのですが、出産前から足を組むなどの悪い習慣や猫背などの悪い姿勢が体に染みついていると、骨盤が正しい位置に戻りません。骨盤の歪みは血行の偏りや代謝の滞りを誘い、下腹部がぽっこり出るなど体形の崩れを引き起こします。

出産直後の体の回復期を経てから、早めの時期にＴＤＥで骨盤を調整すると、緩んだ骨盤が正しい位置に戻っていき、自然に出産前の体形になります。

女性芸能人が出産後に元通りの体形でカムバックした姿をテレビで見て、「私も元に戻りますか?」と言ってくる患者さんは多いです。ＴＤＥの骨盤調整で元通りの体形になった人がほとんどです。

PART 7

私たちもTDE式身体バランス調整法で患者さんのさまざまな症状を改善

プロの治療家たちが体験した
TDE式身体バランス調整法の実力

全国で多くのTDE式身体バランス調整師たちが活躍しています。その中で3人の方に、治療院でTDE式身体バランス調整法を実践したケースを語っていただきました。

伊澤整骨院　伊澤卓也さん

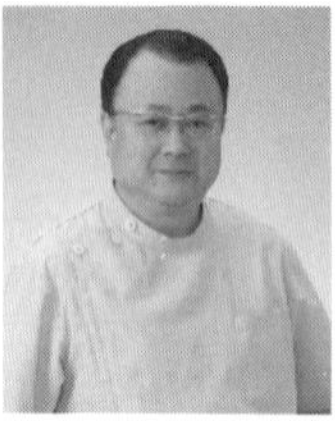

〈プロフィール〉
1963年、北海道生まれ。元・日本柔道整復師会副会長の沢田守氏のもとで8年間修業。上京し、1991年に伊澤整骨院を開院する。柔道整復師、鍼灸師。

TDEは「気」の施術よりも、格段に結果が出やすいエネルギー

学生時代に空手をやっていて、ケガをした時に整骨院にお世話になっていました。「医療関係はどうか」と言う親の勧めもあり、柔道整復師や鍼灸師を目指しました。資格を取ってから札幌で8年間修業し、東京で開業して28年になります。

実は、私は20年ほど前から気を使う施術をしていました。気功師に習ったわけではなく、患者さんが見た目で右側が下がっていたり、上半身がねじれ気味になっていたりすると、バランスを整えようとしているうちに、自分から気が出ていると感じたのです。患者さんに立ってもらい、気を送るとユラユラと体が揺れました。

当時の私の患者さんの知人に、メジャーリーグで活躍している日本人選手がいました。アメリカでヘルニアと肘の手術を受け、手術は成功したけれど痛みが残っているとのこと。オフで帰国した時に、気を流して施術したところ、2回ほどで痛みがなくなり、感謝されました。

このように気による施術で、ある程度、症状が改善することを経験していましたので、TDEについて不審に思うことはありませんでした。

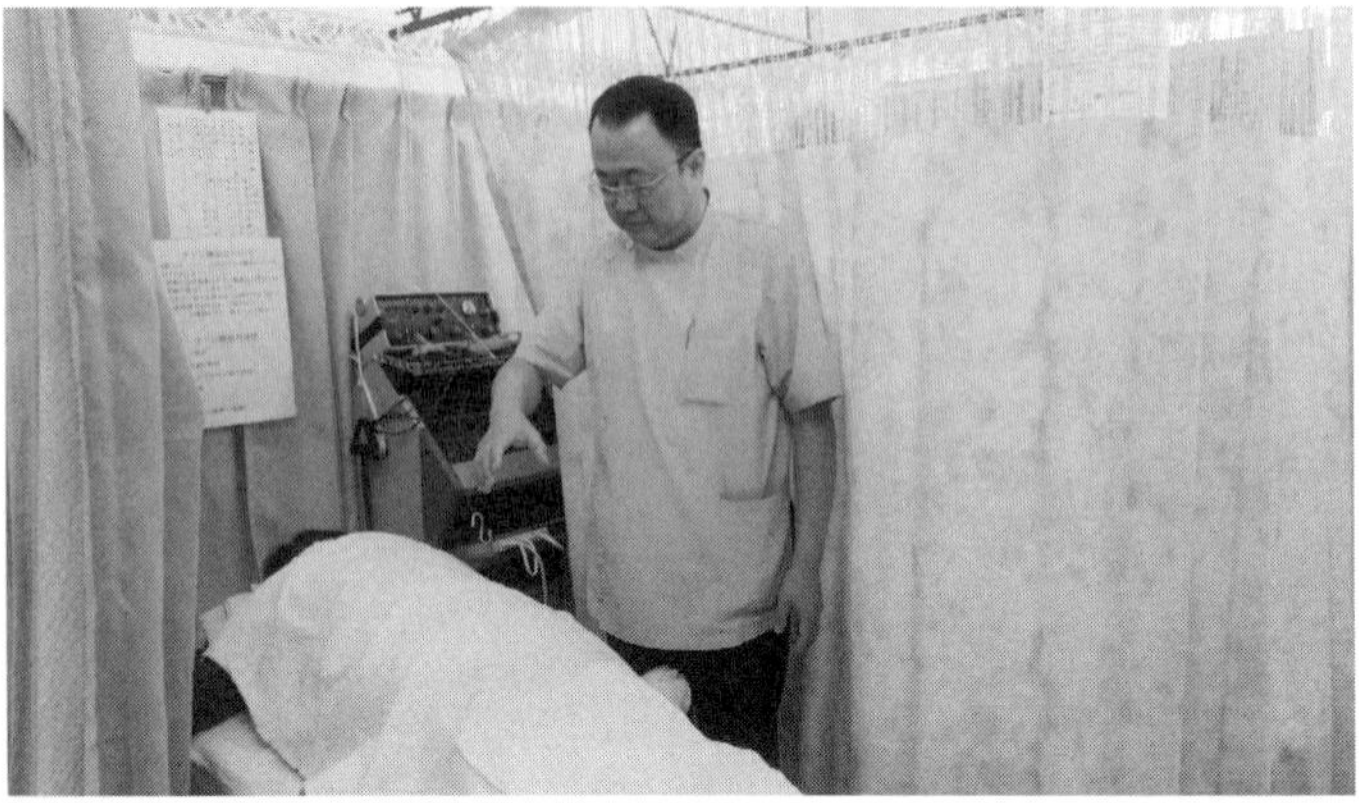

4年前にたまたまTDEについて書かれた本を読んで、見るだけ見てみようと初心者向けの講習会に出席。「気と似たようなことだな」と納得し、その場で入会しました。
その後、TDE式身体バランス調整セミナーで調整法を学びましたが、気の施術よりもTDEは格段にエネルギーが強く、結果が出やすいと思いました。基本となる調整法が確立されていて、シンプルで難しくなく、誰でも習得できるように体系化されています。
TDEが使えるようになって、すぐ患者さんに試したところ、施術している私が驚くほどの改善効果がありました。以前から家内に肩の痛みや腰痛が出ると施術していたのですが、ＴＤＥで施術してからは痛みが戻ることがありません。ＴＤＥは結果が出やすいエネルギーだと思います。

今は、治りの悪いケース、つまり通常の柔道整復術や電気、マッサージではダメだなという症状の場合、ＴＤＥを説明して施術しています。ＴＤＥで施術するのは、患者さん全体の7割程度になります。

副作用をＴＤＥで抜いて、抗がん剤治療全クールを無事に終了！

関節の痛みなどさまざまな症状にＴＤＥを使っていますが、今まで一番印象的だったのは、抗がん剤治療の副作用を取ったことです。

20年ほど前から気による調整に来院されている女性が「妹が大学病院で胃がんの手術を受け、その後は抗がん剤治療を続けているけれど、副作用がきつくて辛そうだ」という話をされたので、「こういう方法もありますよ」とＴＤＥの話をしました。

最初は試しにということで、施術時間を決め、妹さんには家で横になっていてもらい、遠隔で副作用を抜くＴＤＥを送ったのです。この副作用を抜く施術は、前本名誉会長のお話を参考にしました。遠隔施術でしたが効果があったということで、妹さんには週2回通院していただき、TDEの施術を続けました。

副作用が出ないので、抗がん剤治療を全クール終えることができ、検査の結果、がんの転移もありませんでした。この大学病院では大勢の患者さんが抗がん剤治療を受けていたのですが、副作用がひどくて最後まで終了することができたのは彼女だけだったそうです。担当医は「何で彼女だけが?」と不思議がっていたとか。

辛い副作用がなくなり、抗がん剤治療を終了できたのは、患者さんにとって生きる希望になったと思います。少しはお役に立てた、と私も嬉しかったです。

今は接骨院や整骨院が増え、治療法も溢れています。通常の柔道整復術や電気、マッサージ以外の治療法をと思っても、どれを選んでいいのかわからないのが現状でしょう。

TDEは想像以上に効果が出るので、一度試してみる価値はあると思います。合う、合わないはあると思いますが、他の治療院との差別化にも役立つでしょう。

山本接骨院　山本庄一さん

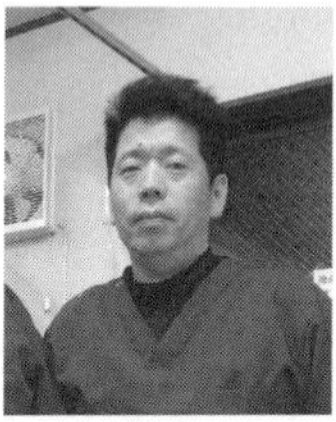

〈プロフィール〉
1965年、埼玉県生まれ。1986年大東医専卒業。1993年に川越市で「山本接骨院」を開業。現在、川越市を中心に5店舗の接骨院を経営。2005年からは訪問介護やリハビリを行う「さくら介護ステーション」も運営する。柔道整復師、埼玉県柔道整復師会川越支部長。

常に最良の治療を求めていたらTDEに出会った

私は小学校5年生の時に自転車で転倒し、両前腕骨折をしてしまいました。今だったら病院で即手術となるような大ケガです。当時は病院にあまり整形外科がなく、接骨院に運びこまれました。待合室には患者さんが大勢いましたが、接骨院の先生は私のケガを一目見て、予約の患者さんは後回しにしてすぐ診てくれたのです。「本当は手術が必要だけど、うちでやってみましょう」と言って、即座に柔道整復術で腕を引っ張ってくれました。子どもながら、的確な処置だということがわかり、「すごいな」と感動しました。実際、最初は治るのに2～3か月かかると言われたのですが、1か月半で治ってしまったのです。

柔道整復師になろうと決めたのは、高校生の時です。

当時、祖母が寝たきりで、素人ながら足のむくみをさすってあげると喜ばれました。「私はこんなことに向いているのかもしれない」と考えていると、ふと、小学校5年生の時の接骨院での経験を思い出したのです。

専門学校を卒業し、柔道整復師の資格を得てからは、常に最良の治療法を追及してきました。治療に役立つかもしれないと、東京で修業中には呼吸法や気功のレッスンなども受けていました。川越で開業してからも、何か良い方法があればと常に探していました。

5年前に立川の大型書店に立ち寄り、整形外科の専門書をチェックしようと医学書のコーナーに行ったのですが、新しい本はありませんでした。仕方なく一般書の健康関係のコーナーに回ると、目に飛び込んできたタイトルの本がありました。手に取ってみると、同じ柔道整復師の方がＴＤＥについて書かれていて、私は気功の経験もあるので内容には何の疑問も抱きませんでした。本を買って帰り、読み終わった翌日には入会手続きをしました。

ＴＤＥはさまざまな症状を短期間に改善し、人生を素晴らしいものにするエネルギー

ＴＤＥ式身体バランス調整セミナーを受け、ＴＤＥの伝授を受けた後に、腰痛や肩こりなどの患者さんにＴＤＥを流してみました。すると10人に一人くらいですが、敏感な患者さんが「あれっ、ラクになった！」「何かやったの？」と言われ、効果が実感できたのです。この時の驚きは今も忘れません。

現在は、触診や問診をして、ＴＤＥを使ったほうが良さそうな場合や、患者さんが興味を持っている場合に、ＴＤＥの説明を行って納得していただき、自由診療で施術

しています。施術を積み重ねてきたので、今は10人中9人ほど効果が出て、一人くらいがわからないという感じです。

ＴＤＥの長所は、症状の改善期間が大幅に短縮されることです。例えば、重度の急性腰痛（ぎっくり腰）で寝返りも困難な患者さんが、ＴＤＥを使って施術したら1回で痛みが消えて、本人も「あれっ」とびっくりしていました。膝に水が溜まっていた患者さんも2～3回で改善してしまいました。いずれも、今までなら安静固定して経過を見るしかなかった症状ですが、ＴＤＥによって短期間に改善できたのです。

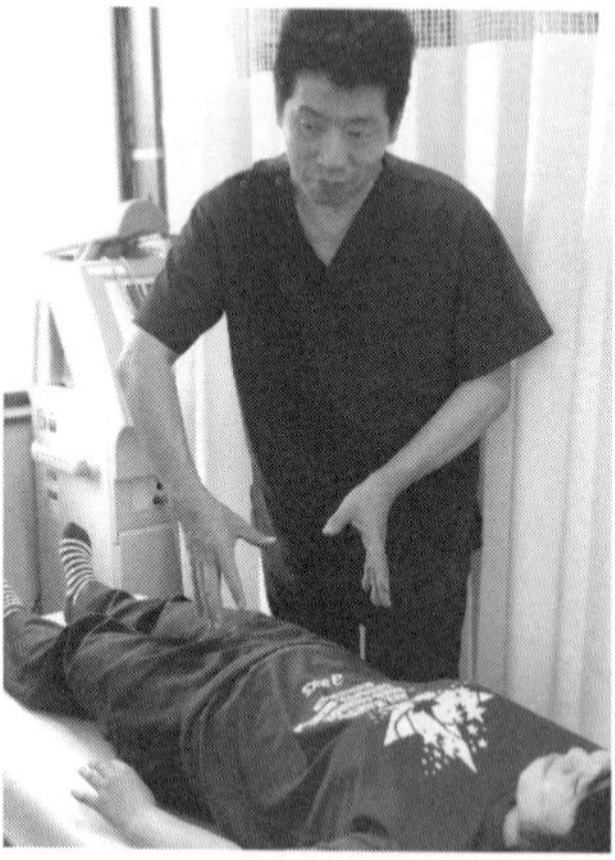

また、ＴＤＥで痛みを取ることで、患者さんの可動域訓練や筋肉強化などの運動療法が効果的に行えることも、大きなメリットでしょう。痛みが消失することで、患者さんはＴＤＥを信用し、運動療法にも一生懸命取り組もうと意欲的になってくれるのです。

ＴＤＥは痛みだけでなく逆子や突発性難聴にも効果がありました。

妊娠8か月のお母さんが逆子になっているということで、ＴＤＥで骨盤を調整して赤ちゃんの位置を戻しました。出産まで元に戻ることなく、無事に女の子が生まれました。お母さんは出産後もＴＤＥでの骨盤調整のために通院されていますが、女の子は機嫌が悪くてぐずっている時でも、私が近づくと笑顔になるので不思議です（笑）。

趣味でギターを弾かれている40代の女性の症状は突発性難聴でした。手首や首の痛みのために週1回ＴＤＥの施術を受けに来られていたのですが、「先生、ＴＤＥを受けてから、突発性難聴も症状が出なくなりましたよ」と言うのです。全身のバランス調整が良かったのかもしれません。手首の痛みの他に突発性難聴まで解消して、患者さんはとても喜ばれていましたし、私も「偶然かもしれないけれど、その後も症状が出ていないのだから突発性難聴にも効くのか」と驚きました。

ＴＤＥの施術を始めて5年たちますが、口コミで施術を希望する患者さんは増える一方です。患者さんは結果を出せば、納得してくださいます。

ママさんバレーをやっている女性が、「膝が腫れている」と口コミで来院されました。「腫れる原因があるので、病院には必ず行ってください。病院に行くことを前提に、一応施術してみますから」と断ってTDEの施術をしました。すると、数日して「先生、おかげさまでほとんど良くなりました。病院に行かないでも大丈夫そうです」とニコニコ顔で言われるので、「いえ、TDEは補助的な施術なので、病院には行ってくださいよ」と念押ししてから、2回目の施術をしました。

先日も腰椎椎間板ヘルニアで、病院でブロック治療を受けている看護師の方がTDEを受診されました。ブロック治療というのは、患部やその近くに局所麻酔剤やステロイド剤を注射して痛みを取り除く療法です。口コミで来院されたのですが、「ブロック療法よりTDEのほうが良い」と言って、通院を続けられています。

TDEは、施術した患者さんにとっても、施術をする治療家にとっても、人生が改善する素晴らしいエネルギーだと思います。特別な才能など必要ありませんし、ひたすら信じて楽しんだ人に対する神様のプレゼントなのではないでしょうか。

広がる笑顔　とも整体　渡部智子さん

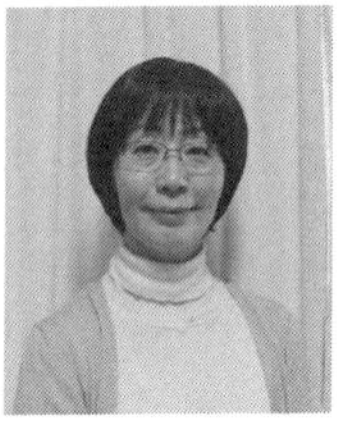

〈プロフィール〉
1958年、福島県生まれ。経絡整体とカイロプラクティックを合わせた「健美経絡整体」をメインに他の整体法も学び、2013年に開業。TDE式身体バランス調整法セミナー、リフレッシュメンター上級、美容セミナー上級修了。

整体技術では思うような結果が出ず、TDEと出会って期待が膨らんだ

50代で高血圧、更年期障害、静脈瘤、記憶障害などの体調不良に悩まされ、体力も気力もどん底だった私を、家族がいつも側にいて支えてくれました。家族のおかげで

元気を取り戻すことができ、恩返しがしたいと思い、自分にできることは何かと探し続けて出会ったのが整体です。さまざまな講習会やセミナーなどに出席し、整体の師匠について学び、２０１３年に開業しました。

患者さんの痛みや不調を改善できると張り切って施術していたのですが、骨を動かしても時間がたつと戻ってしまうし、筋肉も簡単には柔らかくなりません。私は単に患者さんの痛みを取るだけでなく、元気で笑顔で暮らしていけるようにしてあげることを目標にしていましたので、再発しないようにしたかったのです。

習得した技術では足りないのではないかと思い、筋肉の深層にまでアプローチできる的確な方法はないかと探していた時、書店に並んでいたＴＤＥについて書かれた本を見つけました。読み終えて、すぐにＴＤＥの講習会に参加。１日でも早くＴＤＥ式身体バランス調整法を試してみたかったので、エネルギー伝授も最短の日を選んで東京まで出かけ、ＴＤＥ式身体バランス調整セミナーも一番早く受けられる日程で申し込みました。

思い立ったら行動に移す性格なので、読んだ本の著者の接骨院にもうかがって施術を受けました。体がポカポカと温かくなり、軽くなっていると実感。私もできるだけ

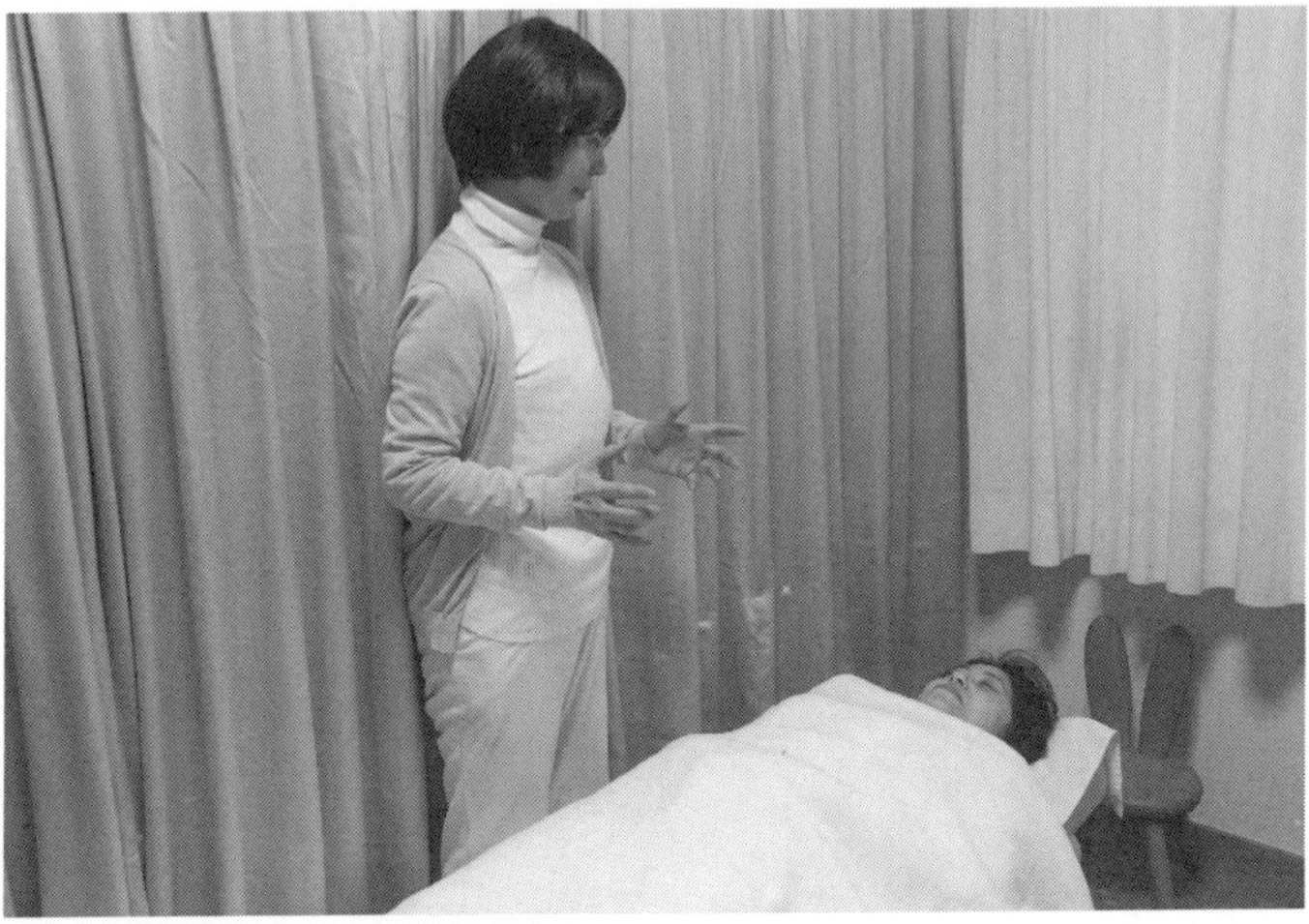

早くTDE式身体バランス調整法セミナーを受講したい、と強く思ったことを覚えています。

心を込めてTDEを使うと優しいエネルギーになり、患者さんの顔に笑顔が広がる

TDE式身体バランス調整セミナーを修了してから、毎日、母や近所に住む兄弟たち、兄の店のスタッフなどにTDEの施術を行いました。自分からTDEが出ているという確信もなかったのですが、TDEを流していれば何とかなるだろう、という信念で続けていました。する

と、母の肩こりや腰痛がラクになり、体もポカポカ温かくなってきたのです。母に「効果が出ているから、エネルギーを使っていると宣言して、自信を持ってやったらいい」と言われ、患者さんにＴＤＥの説明をして整体と併用して使うようになりました。

そして、あるぎっくり腰の患者さんへの施術をきっかけにＴＤＥだけでやっていくことに決めました。

２０１５年のある日、立ち上がるのもやっとという状態のぎっくり腰の方が来院され、カイロプラクティックで矯正したところ、私が未熟で強くやり過ぎたようで、腰が抜けて立つことも歩くこともできなくなってしまったのです。「何とかしなくては！」と冷や汗を流しながら、必死にＴＤＥを流し続けました。20分くらいすると、ご本人が「なんか大丈夫みたい」と言い、「起きられそうです」とムクッと立ち上がったのです。痛みも取れていて、歩いて帰っていかれました。

私は心底ホッとし、ＴＤＥのすごさを実感しました。そして、リスクがある施術は怖いと思い、ＴＤＥだけでやっていこうと決心したのです。患者さんには「整体の施術はその場である程度の効果はあるけれど、効果が持続しないので、私はＴＤＥというエネルギーを使った施術だけでやることにしました」と説明。一時は患者さんの来院数が激減しましたが、紹介など口コミで徐々に元に戻っていきました。

今は腰痛や肩こり、頭痛、アトピーなどさまざまな不調や心の問題など、幅広い症状にTDEで対応しています。患者さんを大切に思い、心を込めてTDEを使うと、TDEは優しいエネルギーとなって、施術後に患者さんの笑顔が広がるように思います。TDEを施術の道具とするならば、使い方が大事なのではないでしょうか。

元気になった患者さんから「智さんに出会えて、本当に良かった」と喜んでいただけることは、私の喜びでもあり、TDEで施術できるおかげだと思っています。

劇的改善が見られ、過去のケガなどによる症状も自然治癒力で回復

TDEは無限の可能性を秘めているのではないでしょうか。

ぎっくり腰で来院された68歳の女性は、施術すると「TDEのエネルギーが体に入ってきたのがわかる」と言い、その後も継続して来られたところ、長年悩まされてい

た頭痛や便秘、肩こり、ぜん息などの症状が消え、病院に行く必要がなくなったとのこと。姿勢も良くなって雰囲気も若返りました。

また、小学校からバドミントンをやっていて高校に特待生で入学したにも関わらず、脛骨疲労性骨膜炎（スネの内側に強い痛みが生じるスポーツ障害）で、走ることもできなくなった女子高生が紹介で来院されました。整形外科や接骨院を回ったけれど、まったく改善しなかったそうです。

ＴＤＥを流してみると、腰、首、頭部、両膝、両足首と、ほぼ全身に筋肉の硬直が見られました。基本の骨盤と脊椎の調整の後、ＴＤＥで硬直している筋肉を一つずつ緩めていきました。すると、スネの痛みが完全に消えたのです。彼女はバドミントンができるまで回復し、以前と同じように活躍していると、お母様から連絡がありました。私も将来性のあるバドミントン選手のお役に立つことができて、とても嬉しかったです。

ＴＤＥをさまざまな症状の人たちに毎日使っていて、気付いたことがあります。

10年前、20年前、30年前のケガや事故などが、現在の不調や痛みの根本原因になっていることが少なくないということです。ＴＤＥを流すと筋肉が硬くなっている部分があったり、骨の位置が正常ではなかったり。患者さんに聞いてみると「10年前にケガしたところ」「実は20年前に交通事故に遭っていて」と言います。過去の出来事が症状として現れて、教えてくれるのでしょう。

私見ですが、細胞が過去を記憶していて、元の状態に戻ろうとするメッセージではないかと考えています。時間はかかりますが、TDEの施術によって自然治癒力が高まり、元の正常な状態に戻り、健康になっていく患者さんが多いです。

このようにTDEは想像以上の素晴らしい結果を出してくれます。まだTDEを知らない治療家の方には、ぜひ、TDEの世界に一歩踏み出していただければと願っています。

PART 8

神バランスの神髄に迫る！

【特別対談】

健康寿命を延ばすことに役立つＴＤＥは、「人生１００年時代」にこそ必要な調整法

ＴＤＥ式身体バランス調整法を体系化した（株）ティーディーアイ名誉会長の前本さんに、できるまでの苦労や実際に施術した例、これから調整法を身に付けようと思っている人へのアドバイスなどをお聞きし、今後の取り組みについてもうかがいました。

〈前本哲志氏プロフィール〉
１９５７年、広島県生まれ。（株）ティーディーアイ名誉会長。柔道整復師。

PART 8

【特別対談】神バランスの神髄に迫る！

（株）ティーディーアイ前本名誉会長

&

神原ＴＤＥ式身体バランス調整師協会協会長

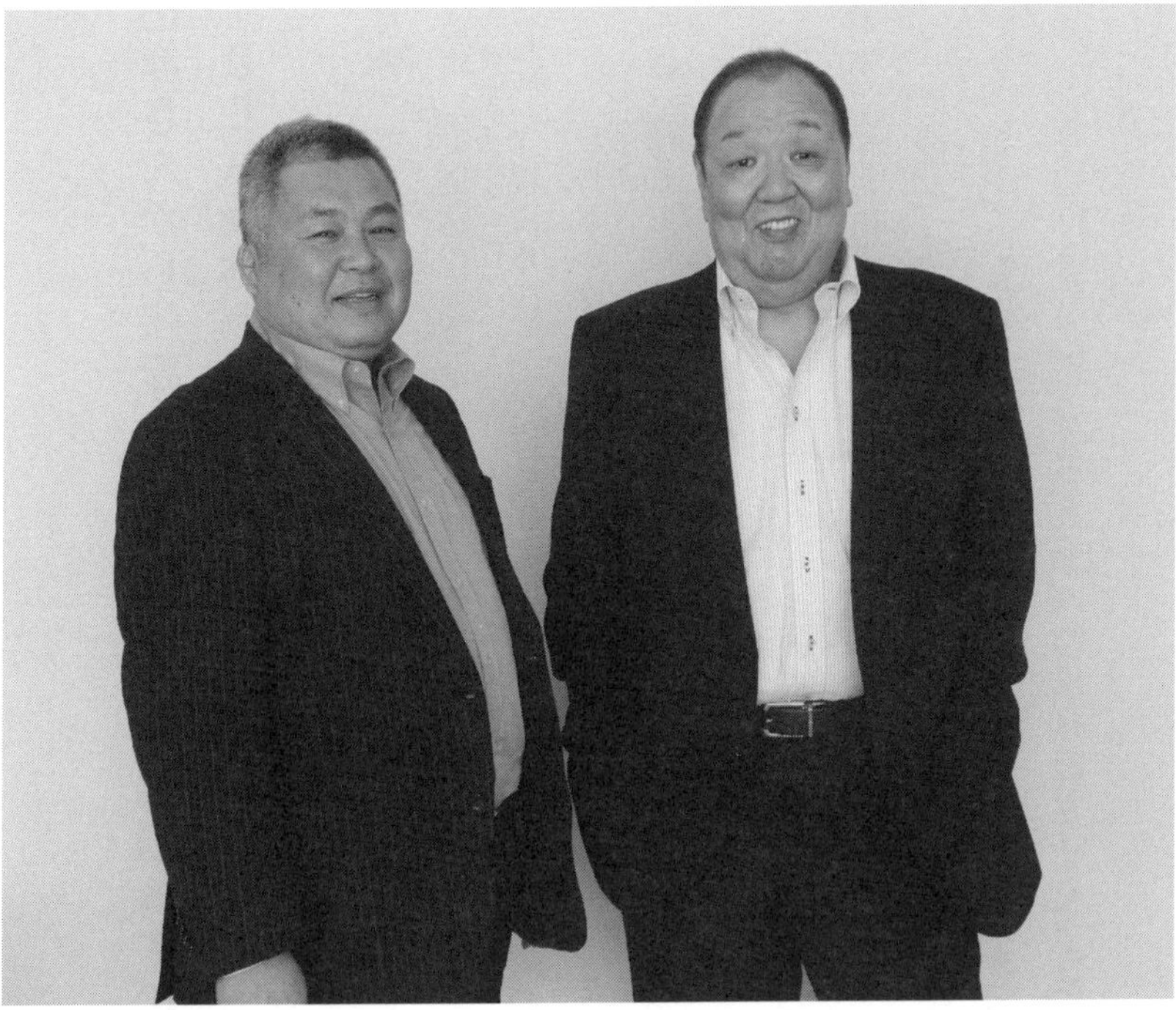

右が前本氏、左が著者

山岸さんから伝授を受けて、試行錯誤しながらTDE式身体バランス調整法を作ってきた

神原　前本さんとは40年前からの知り合いで柔道の先輩でした。

前本　実業団での柔道を辞めてから神原と同時に同じ柔道整復師の学校に入って、神原は級長で、俺は風紀委員。態度の悪いやつがおると放課後呼び出して「おんどりゃ！」と怒っていた（笑）。

神原　懐かしいです（笑）。その後、お互いに夢であった自分の接骨院を開業しましたが、前本さんがTDEに出会ったきっかけは何だったのですか。

前本　接骨院をやっていて患者さんの症状を改善できないケースがあり、「柔道整復の技術だけではダメだ。何かないだろうか」と思っていた時に、TDE発祥者の山岸隆さんの本を読んで、こういうものがあると知ったんやけど、触らずに治せるなんて、

にわかに信じがたくて……。

神原 前本さんもそうだったんですか。実は、私も最初に講習会に行った時は「怪しげな集団だな」って思ったんですよ（笑）。

前本 やっぱり、みんなそう思うんじゃゃな。20年以上前のことで、新興宗教など本当に怪しい集団もおったからね。だから、本を読んでも施術にTDEを使おうとは思わなかったんよ。

神原 でも、講習会に行ってみたんですよね。

前本 そう。行ってみたら、何や知らんけど山岸さんに見込まれてしまって、「前本さん、TDE能力を伝授しますから、ぜひTDEを施術に生かしてください」と熱心に口説かれて、わざわざ広島まで伝授に来てくれるという破格の扱いでね。山岸さんに恋い焦がれられたんじゃやな（笑）。まぁ、それは冗談だけど、私もTDEの存在を納得できたので、パーフェクトハーモニーに入会して、TDEを施術に生かす取り組みを始めたというわけや。

神原 そもそもTDEをどう施術に生かすか、というところから始められたんですね。

前本　山岸さんはTDE能力をお持ちだったけど、もともと薬剤師で治療家ではなかったから。当時の調整技術はまだまだ発展途上だったんや。

神原　前本さんも手探りで試し始めたわけですね。

前本　そう。TDEを誰かが先駆者となって役立つものにしなければいかん、と思って始めただけで、私も最初からできたわけではないんじゃやから。最初は患者さんの体の歪みが出ている場所にTDEを流して、強制的に元の位置に戻していたら、けっこう瞑眩《めんげん》反応（＝好転反応、PART4　P72参照）が出て、やっぱり強過ぎるんだなと。

神原　瞑眩反応が出るということは、効果がある証拠ですけどね。

前本　でも、患者さんにしてみたら、そうは思えんよ。「あそこに行ったら、悪うなるぞ」という評判が立ってしまう。だから、瞑眩反応が出ない方法はないかと辿り着いたのがバランス理論なんや。

神原　骨盤と背骨を調整して全身のバランスを整える技術ができるまで、どれくらいかかったんですか。

前本　山岸さんも2000年に亡くなられて、誰も教えてくれる人はおらんかったからね。まず、仙骨を動かして、どこまで痛みが取れるのかを探ったけど、ある程度数をこなさないとわからんし……。

神原　当時、「仙腸関節は動かない」といわれていました。

前本　手技で動かすのは不可能なのに、TDEではイメージで動かせると言われて。初めは半信半疑やったけど、TDEで仙骨を揺らして仙腸関節を動かすと患者さんの痛みが消えてね。TDEはエネルギーだから動かせるんやね。今では仙腸関節が多少動くことは医学的にも証明されているけれど、当時は驚いたもんよ。

神原　かいつまんで言うと、仙骨を揺らして仙腸関節が動いて正しい位置に戻ると、体のバランスが取れて、筋肉の痛みがなくなるということですよね。

前本 そう。TDEの調整前に痛みのある筋肉の硬さを確認し、調整後に柔らかくなっているか確かめられるようになるまで7〜8年かかったかな。今は首と胸、膝の3点の圧痛点を確認すればわかるようになったけど。本当にTDEは不思議なエネルギーです。

前本 私が思うに、TDEというのは生き物みたいだなと。生き物だから人間に対して反応するのではないかと考えているんよ。背骨や骨盤が動いているとわかるのは、人間もTDEも生き物だからかな、と…。

TDEの施術を始めて1日20人に減った患者さんが、口コミで毎日100人以上来るように

神原 ところで、前本さんの接骨院でTDEの施術を取り入れてから、患者さんの評判はどうでしたか。

前本 柔道整復師の資格を取って、夢だった自分の接骨院を開いて、順調に患者さんが増えて1日60~70人来るようになっていたんだけど、TDEを始めたら宗教だと勘違いされて、20人くらいまで減ってしまって……。私も最初はTDEを流す動作を見られるのが恥ずかしくて、パーテーションをはさんで患者さんの顔を見ずにTDEを流していたんだけれど、患者さんにしてみれば、体に触りもせず、パーテーション越しにおかしな動作をしているのだから、変に思われても仕方なかったんよ。

神原 でも、1日20人にまで減ると、接骨院の経営が危うくなります。

前本 もう、つぶれるかもしれないと思ったよ。それでもTDEの施術を続けていたら、患者さんが口コミで徐々に戻ってきて、1年かからずに元の60人になった。それから増え続けて120人くらいまでになったかな。土曜日でも半日で90人診ていたね。

神原　すごい人数ですけど、前本さんは診療時間をきっちり守っていましたよね。

前本　朝は8時半から11時半まで。午後は3時から6時まで。6時までに終わらないと、流山まで飲みに行けんからね（笑）。土曜日は12時までに終わって、1時の新幹線に乗らないと、東京のTDEの講習会に間に合わんし。

神原　前本さんの接骨院には救急車も来ていました。

前本　普通は救急病院に行くんだけど、救急の消防隊員がうちに治療に来ていて「腰の痛みなら前本さんのところへ」って、ぎっくり腰の患者さんなどがよく運び込まれてきてね。そんな時は、他の患者さんが見守る中でTDEを流して「はい、立って」と言うと、ストレッチャーで運ばれてきたのに、すっと立って歩いて帰るんです。見ていた他の患者さんたちはビックリして口あんぐりですよ。そんなことで口コミが広がるから、一種のショーだと思ってやっていました。

神原　前本さんは不妊調整にも実績があります。

前本　不妊調整の看板を上げているわけじゃないけれど、他の症状の施術をしていて話の流れで不妊に悩んでいると聞くと、「じゃあ、やってあげるよ」言うて、TDEで子宮を正しい位置に戻し、内側をきれいに掃除してあげるんよ。ほとんどの人が妊娠されたから、不妊調整で商売できるかと思ったよ（笑）。そんな話を聞いて、最初から不妊調整にやってくる患者さんもおって、やっぱり口コミの世界なんだな。「おかげさまで、無事に子どもを授かりました」とお礼を言いに来られる方も多かったよ。西洋医学で不妊治療をすると費用も時間もかかるし、精神的負担も大きいから、TDEの不妊調整は良い方法だと思うよ。

神原　逆子も何百例とやられていますね。

前本　骨盤広げるだけで、ス～ッと逆子が元に戻るから。最初はびっくりしたけど、私は100％成功しているんよ。

神原　体のバランスが取れれば、自然に子どもが生まれる態勢になるってことですよね。子どもを強制的に回すわけじゃないから。

前本　子どもを回したら、へその緒が巻き付いたりして危険じゃやから。

神原　前本さんは53歳の時に繁盛していた広島の接骨院を閉じて、TDEの仕事に専念されるようになりましたけど、どうしてですか。

前本　もう、体がもたないと思ったんよ。このまま、広島の接骨院も、TDEの仕事も、両方やっていたら死んでしまうな、と。それでTDEの仕事1本でやっていくことに。もう8年前に閉院したのに、今でも「今日は何時からですか」と問い合わせの電話が毎日のようにかかってくるんです。口コミだから、以前に施術した人が閉院を知らないで紹介するみたいで。今、私が施術するのは飲み屋関係の人だけよ（笑）。

「遠くの名医より近くの藪医者」が私の信条。近隣の困っている人の役に立ちたい

神原　それにしても、患者さんが1日20人まで減った時に、よく迷わずにTDEの施術を続けましたね。

前本　いや、TDEを止めて、通常の施術だけに戻そうかと迷ったよ。でも、私には「遠くの名医より近くの藪医者」という信念があったから、その言葉を自分に言い聞かせながら続けたんよ。

神原　「遠くの名医より近くの藪医者」って、誰の名言なんですか。

前本　俺が作った言葉だよ(笑)。世の中に知られた有名な医者にならんでもいい、近所の人に頼られる藪医者になれればいいんだ、と。名医といわれる人や神の手といわれる治療家は世の中に大勢いるんよ。みんな予約1年待ちとかいわれているけれど、1

年待てるくらいの痛みだったら、本当は行かないでもいいでしょ。寝ていれば治っとる（笑）。

神原 本当に痛かったら1年も待てませんよ（笑）。

前本 だから、「遠くの名医より近くの藪医者」なんよ。近所で痛くて困っている人が、すぐに駆け込んでこられる治療院にするのが私の主義だから。

神原 遠くから来た新規の患者さんも断って帰していましたね。

前本 毎日のようにやってくる新規の患者さん全員を診られないから。TDEでなくても治るじゃろうという患者さんには、他のところへ行ってもらうようにお断りしたんだよ。「ここは貧乏人が来る近所の藪医者じゃから」と言うと、みんな「すみませんでした」と言って帰る（笑）。

1回で100％治療できなくても、明日を生きていける体にしてあげることが大事

神原　治療家としては1回施術したら10あった痛みがゼロになるのが理想ですが、なかなかそうもいきません。

前本　人間の体にはホメオスタシスの原理で、元に戻ろうとする力があるから、そうした自然治癒力を発揮させてあげるのが大事やと思う。1回で100％治さなくてもいいけれど、2か月も3か月もかかるようでは、患者さんに信用してもらえない。1週間ぐらいで「ラクになって動けるようになった」と言われるようにしないと。バランス調整で元に戻ろうとする自然治癒力を発揮させ、さらにさまざまな技法で痛みを取ってあげれば、患者さんはラクになるはずなんよ。そうなれば、明日を生きる力が出てくるでしょ。

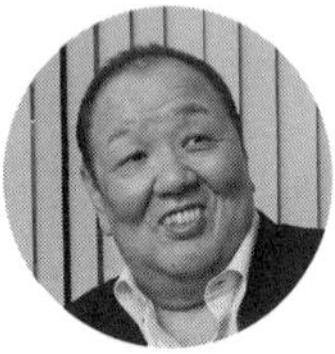

TDEで施術して痛みを取ってあげれば、
患者さんは明日を生きる力が出てくるでしょ

素晴らしいTDEの世界があるのに、「私にはムリ」と諦めるのはもったいない

前本　神原は私のマネから始めてTDE式身体バランス調整法をマスターしたけれど、初心者は「マネができん」「私にはムリ」と途中で諦めてしまう人も少なくないからね。

神原 私が前本さんに教わった時と違って、今は体系化されていてヒントはいっぱいあるのに……。もっとヒントを生かしてほしい、と。

前本 TDEは心身の不調の改善ができ、遠隔施術もできる。こんなに良い世界があるのに、努力もしないで離れていってしまうのはもったいないな、と。TDEの存在は誰にもわからないけれど、目に見えて施術結果が良くなるのは事実だから、こういう世界があってもいいんじゃないかと思うよ。

神原 前本さんだけができるものじゃなく、誰でも諦めずに続ければやれるようになるものですからね。

前本 やり方を理解できても「できない」と言う人は、結局やっていないんだよ。やらなければ、伸びはせん。1か月でできるようになるのか、1年でできるようになるのか、それ以上かかるのか、それは人によって違うけど、続けていれば必ずできるようになるから。

神原　そのほか、初心者へのアドバイスはありますか。

前本　もうＴＤＥ式身体バランス調整法が確立していて瞑眩反応の心配はないので、家族や親戚の不調を改善してあげることから始めるといいんじゃないかな。私は娘が関東地方で教員をしていて、ストレスが溜まると「お父さん、ストレス取って」と広島まで電話してきます。遠隔施術でストレスを取ると「あぁ、ラクになった」と喜んでいますよ。

今後もＴＤＥを広めて、人の役に立っていきたい

神原　ＴＤＥ式身体バランス調整法は努力すれば誰でも使えるものであり、今はＴＤＥ式身体バランス調整師協会の協会長という

立場にいるので、前本さんに代わって一人でも多くの人に伝えていくようにするのが、私の使命だと思っているんです。講習会では必ず最後に「皆さん、ちゃんとできるようになってくださいね。前本さんにそう言われているので、皆さんができないと僕の立場がなくなりますから」って言っています（笑）。

前本　おかげで徐々に調整師は増えてきているけれど、名誉会長になってから「ＴＤＥというエネルギーを今後どのように使えばいいのか」ということを考えるようになってきたんよ。

神原　人生１００年時代になっていく中で、健康寿命を延ばすことに役立ちますよね。

前本　痛みで歩けなくなった人を、歩けるようにしてあげられる可能性があるからね。寝たきり防止に効果があると思う。

神原　全身のバランスを整えることを若い頃から心掛けていれば、自ずと健康寿命が延びていくから、そのことを知ってほしいです。

前本　ＴＤＥをどのように使うかということでいえば、危機管理のエネルギーを作ったんよ。２０１１年の東日本大震災の時はたまたま秋田におって、２０１８年の広島の豪雨では近隣が被災したけど、このような突然の災害には、何もできん。ＴＤＥ能力で生かせることは何だろうと考えて、危機管理のエネルギーを作って伝授することにしたんよ。

神原 危険を察知してビービーとブザーが鳴るというものではなく、銀行に用事があるのでいつも行く道と違う道を通ったら崖崩れの災害に遭わなかったとか、交通事故で通常なら大ケガするところをたいしたケガもせず助かったとか。そういうエネルギーですね。

前本 それが単なる偶然なのか、危機管理のエネルギーのおかげなのかはわからんけど。でも、「危機管理のエネルギーで助かりました」と言われることが、全国でけっこうあるんよ。

神原 今後のことで、何か考えていることはありますか。

前本 人の役に立つことだから、今後も他の人にも教えて広めていって欲しいな、と。

神原　前本さんも、山岸さんも、みんなにTDEを広めて、人の役に立つことに使ってくださいというスタンスですからね。

前本　まだ世の中にはTDEを知らん人が大勢おるから、「こんな世界があるよ」ということを、この本で知ってもらえるといいんじゃないかな。

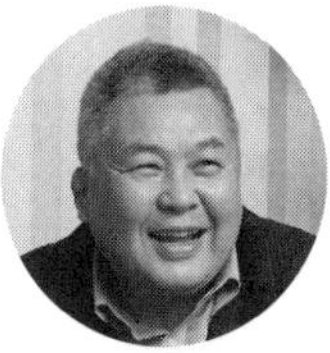

TDE式身体バランス調整法は、努力すれば誰でも使えるもの。一人でも多くの人に伝えるのが、私の使命

おわりに

ＴＤＥと出会って約20年になります。最初は何だかよくわからなかったのですが、自分の股関節痛を（株）ティーディーアイ前本名誉会長にＴＤＥで解消してもらって、ＴＤＥの素晴らしさを実感し、それからＴＤＥ式身体バランス調整法を身に付けようと一生懸命に努力しました。

ＴＤＥ式身体バランス調整法で痛みが改善し、患者さんが笑顔で帰っていかれるのが何よりの励みでした。そして、２０１８年からは、ＴＤＥ式身体バランス調整師協会協会長としてＴＤＥ式身体バランス調整セミナーの講師を務めるようになりました。

ＴＤＥの発祥者である山岸隆さんから前本さんが受け継ぎ、発展させてきた技術を広く皆さんに伝えたいという思いでやっています。自分の股関節痛が解消された時の嬉しさが原点です。せっかく痛みを改善する技術があり、不調に苦しんでいる人に喜んでもらえるのだから、ＴＤＥを使える人を増やしていくのが、今の私に課せられた使命なのではないかと感じています。

柔道整復術や鍼灸、マッサージだけでは患者さんの痛みを根本的に解決できない、と悩んでいる柔道整復師や鍼灸師などの医療関係者の方たちが、本書を読んでＴＤＥ式身体バランス調整法に関心を持っていただければ、こんなに嬉しいことはありません。

また、ＴＤＥ式身体バランス調整法で得られる「神バランス」を日常の健康維持に役立ててくれる一般の人が増えること、そして、さまざまな痛みに苦しんでいる患者さんの症状がＴＤＥ式身体バランス調整法で改善されることを心から願っています。

最後に、本書をお読みいただいた読者の方々に、心から感謝申し上げます。

【参考文献】

『ゼロトレ』石村友見 著、サンマーク出版
『図解 腰痛学級 第5版』川上俊文 著、医学書院
『むち打ち症のつらい症状は専門家と一緒に治す！』柳澤正和 著、現代書林

痛《いた》みが消《き》える神《かみ》バランス

2019年10月21日　初版第1刷

著　者 ―――――― 神原和成《かんばらかずなり》
発行者 ―――――― 坂本桂一
発行所 ―――――― 現代書林
〒162-0053　東京都新宿区原町3-61 桂ビル
TEL／代表　03(3205)8384
振替00140-7-42905
http://www.gendaishorin.co.jp/
ブックデザイン ―――― 大場君人
図表・イラスト ―――― 関上絵美
編集協力 ―――――― 関口章子、堺 ひろみ

印刷・製本：広研印刷(株)
乱丁・落丁本はお取り替えいたします。

定価はカバーに
表示してあります。

ISBN978-4-7745-1778-0 C0047